Inhaltsverzeichnis

Dr. med. Walter Schultz-Friese • Norbert Messing

Geistig jung bleiben

bis ins hohe Alter

So verbessern Sie
Gedächtnis und Intelligenz
durch natürliche Mittel!

Mit einem großen
ABC der bioaktiven
Gehirnnahrung

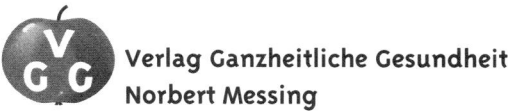

Verlag Ganzheitliche Gesundheit
Norbert Messing

Die referierten Erkenntnisse und damit verbundenen Ratschläge des vorliegenden Buches sind vom Autor gewissenhaft recherchiert und sorgfältig geprüft worden. Eine Gewähr dafür kann jedoch nicht übernommen werden, und bei allen ernsthaften Erkrankungen gilt immer die ausdrückliche Empfehlung, den Rat eines Fachmannes einzuholen. Eine Haftung von Autor oder Verlag für Personen-, Sach- und Vermögensschäden ist ausgeschlossen.

5. Auflage 2004

© Verlag Ganzheitliche Gesundheit,
Norbert Messing, Postfach 1217, D-76663 Bad Schönborn,
Telefon (07253) 3718, Fax (07253) 33955
E-Mail: messing-vgg@t-online.de, Internet: www.messing-vgg.de
Layout und Umschlaggestaltung: livingpage.com, Münster
Druck: Druckerei Steinmeier, Nördlingen

ISBN 3-927124-06-0

Hinweis: In Klammern gesetzte Zahlen im Text verweisen auf Buchveröffentlichungen und wissenschaftliche Arbeiten, deren genaue bibliographischen Angaben dem Literaturverzeichnis zu entnehmen sind.

Zu diesem Buch

Als „Dekade des Gehirns" hat man das neue Jahrhundert und Jahrtausend in Amerika bereits angekündigt.

Der Hintergrund

- In den vergangenen Jahren wurden bedeutende Erkenntnisse über die Funktionsweisen des Zentralnervensystems gewonnen. Das Wissen darüber vermehrt sich stürmisch.
- Gleichzeitig häufen sich aber auch die **Klagen über Probleme mit der Hirnleistung**. Dies reicht von harmloser Unaufmerksamkeit bis zu schweren hirnorganischen Veränderungen wie sie bei Alzheimer vorliegen. Beeinträchtigt sind vor allem Gedächtnis und Konzentrationsfähigkeit.
- Zerstreutheit, nachlassendes Erinnerungsvermögen wird so zu einer Art **„Schatten über den besten Jahren"**, bedroht die Phase unserer Hochleistung ebenso wie ein aktives, selbstgestaltetes Lebensdrittel.

Die Tatsachen

- Klar ist inzwischen, daß **„geistiger Abbau" kein notwendiges Geschehen** darstellt, keinen Verschleiß, der sich mit zunehmender Dauer der Beanspruchung und fortgeschrittenen Lebensjahren naturgesetzlich einstellt. Darüber wird im Buch ausführlich, unter Bezug auf neueste neurologische Befunde, berichtet.
- Klar ist nicht weniger, daß im Hinblick auf unsere „grauen Zellen" ein Faktor gewissermaßen Schicksal spielt: Die Ernährung. Schon **kleinste Veränderungen in der Zusammensetzung der Nahrung**, so haben amerikanische Forscher festgestellt, **können hier geradezu Wunder wirken** und für einen klaren Kopf sorgen. Auch hierzu erfahren Sie im vorliegenden Ratgeber verblüffende Fakten aus Vergangenheit und aktueller Gegenwart.

- Klar ist schließlich ebenfalls, wie wir uns diese „kleinsten Mengen" cerebral hochwirksamer Substanzen und biochemischer Verbindungen über **besonders gehaltvolle Spezialisten unter den Lebensmitteln** zuführen können. Konkrete Hinweise dazu finden Sie in allen Passagen des Buches und – natürlich – im neuen „ABC der bioaktiven Gehirnnahrung".

Die „Dekade des Gehirns" hat also bereits begonnen, liegt nicht in nebelig verhangener Zukunfts-Ferne. Wir müssen nicht auf weitere umwälzende Entdeckungen der Fachwissenschaft warten. Es steht uns vielmehr schon heute frei, **das vorhandene Wissen** um das, was lebenslang für ungetrübten geistigen Durchblick sorgt, zu nutzen und durch einfache Kunstgriffe **in der konkreten Lebenspraxis gewinnbringend umzusetzen!**

Schicksalsfrage Nervensystem – Ein Vorwort

Ist das zunehmende Versagen des Zentralnervensystems der Menschen in unserer Zivilisation unabwendbar? Diese Frage, die heute immer mehr Experten bewegt und beunruhigt, stellte sich der bedeutende Psychiater Dr. Paul Honekamp bereits in den 30er Jahren unseres Jahrhunderts (siehe auch das Kapitel Rettung aus den „Fängen des Wahnsinns").

Seit jenen Tagen hat sich die Situation für das menschliche Nervensystem noch deutlich verschlechtert. So fand ich in einer Tageszeitung vor kurzem den Artikel, in dem mitgeteilt wurde, wir hätten in der Bundesrepublik 7 Millionen Nervenkranke, meist Depressive, darunter 250.000 Selbstmordgefährdete, die im allgemeinen – mit Ausnahme sicherlich nützlicher und nebenwirkungsfreier Therapiebemühungen wie dem Autogenen Training u.ä. – vorzugsweise mit Chemotherapeutika systematisch ruhiggestellt würden.

Sicher spielen bei dieser negativen Entwicklung auch Schädigungen im sozialen und psychischen Umfeld eine Rolle: so beispielsweise die Auflösung tragender Bindungen in Religion und Familie sowie nicht zuletzt die Verstädterung und eine seelenlose Technisierung mit zunehmender Zerstörung unserer Lebensgrundlagen.

Doch das letztlich entscheidende Moment erscheint mir – um auch hier wieder mit Dr. Paul Honekamp zu sprechen – die durch Zivilisationskost bewirkte **Mangelernährung** (Vitamine, Mineralien und Spurenelemente) **des Zwischenhirns** zu sein. Denn hier befindet sich die Steuerzentrale des endokrin-vegetativen Systems, das auch als „Tiefenperson" bezeichnet werden kann. Diese folgenreiche Mangelernährung beruht nach Honekamp in erster Linie auf einer ungenügenden Zufuhr von natürlichen Vitaminen des B-Komplexes, auf die das Gehirn für seine Funktion permanent und unabdingbar angewiesen ist (1)*.

Denken wir daran, daß der durchschnittliche Mitteleuropäer heute mit Weißbrot, Brötchen und Feinkost zehnmal weniger Vitamin B1 zu sich nimmt, als dies noch vor hundert Jahren an der Tagesordnung war. Hinzu kommt, daß der überreichliche Genuß des „Vitamin-

* Zahlen in Klammern verweisen auf das Literaturverzeichnis im Anhang

räubers" Fabrikzucker die Stoffwechselleistung der B-Vitamine noch weiter reduziert. All dies trägt im Verein mit der toxischen Umweltbelastung (Luft, Wasser, Lebensmittel) dazu bei, so zentrale Lebensvorgänge wie die Sauerstoff-Zellatmung deutlich einzuschränken – mit den Folgen einer stetigen Zunahme an chronischen Erkrankungen (Krebs, Arteriosklerose, Stoffwechselstörungen, Rheuma usw.).

Die gegenwärtige Medizin tut sich immer noch schwer, alle diese Faktoren gebührend zu berücksichtigen, auch wenn sich hier nun doch langsam ein Wandel abzeichnet. Paul Honekamp hatte noch den kompromißlosen Widerstand der Autoritäten zu spüren bekommen, verstärkt durch eine politisch eingefärbte Komponente: denn obwohl er seine Heilerfolge mittels natürlicher B-Vitamine aus der Bierhefe anhand von zahlreichen Krankengeschichten exakt belegen konnte, wurde er nicht gehört – ja, man brachte ihn sogar zum Verstummen. Denn sein Ansatz, Geisteskrankheiten durch eine Ernährungstherapie zu heilen, verstieß gegen die damals dominierende nationalsozialistische Doktrin, die in der Ausschaltung Erbkranker die einzige Lösung des Problems sehen wollte (was bekanntlich in einem unmenschlichen Euthanasie-Programm endete, der „Aktion T 4", in dessen Verlauf Zehntausende von Schizophrenen und geistig Behinderten ermordet wurden).

So geriet aus unterschiedlichen Gründen wieder einmal eine Pioniertat in Vergessenheit.

Auch nach dem Kriege schlug ein Neuanfang, für den ich mich persönlich engagiert hatte, fehl. Für das von Honekamp entdeckte hochwirksame Therapeutikum gegen Hirnleistungsstörungen gab es, wie ich erfahren mußte, offenbar „keinen Markt". Denn die Psychopharmakawelle beherrschte zunächst über Jahrzehnte die Psychiatrie und die Behandlung von Hirnleistungsstörungen, bis auch hier die Grenzen und schädigenden Nebenwirkungen allmählich wahrgenommen wurden.

Erst aus der Erkenntnis der wirkstoffmäßigen Mangelernährung (ganz besonders des Gehirns, denn trotz seines relativ geringen Gewichts verbraucht es ein Fünftel der Gesamtblutmenge) in der

Wohlstandsgesellschaft, erfolgten nun doch endlich in den vergangenen Jahren im angelsächsischen Raum vergleichende klinische Ernährungsbehandlungs-Studien an Schizophrenen – und dies ganz ohne Kenntnis von Honekamps Arbeiten.

Auch in diesen Versuchen vermochten zusätzliche Vitamine die Heilerfolge zu verbessern. Linus Pauling (1902–1994), der Doppelnobelpreisträger, war beispielsweise der Ansicht, daß die Dauer-Heilungsrate bei der Schizophrenie dadurch von 40 auf 80 Prozent erhöht werden könnte.

Es bahnt sich nun also auch bei uns wieder ein aussichtsreicher Weg zu einer kausalen Behandlung von Nervenkrankheiten an. Eine Schlüsselrolle spielt dabei die vitalstoffreiche, frischkostbetonte Vollwerternährung unter Vermeidung von Fabrikzucker und Auszugsmehlen. Dazu muß zusätzlich, um zunächst einmal den großen Mangelzustand speziell des Gehirns zu beheben und die geistigen Funktionen dauerhaft zu stabilisieren, eine hochgradige Vitaminzufuhr erfolgen, d.h. vor allem an Vitaminen des B-Komplexes in natürlicher Form, am besten als flüssige Bierhefe.

Neue A u s -wege eröffnen sich also in der „Schicksalsfrage Nervensystem", wenn auch noch nicht unter den Augen und der wünschenswerten Anteilnahme einer größeren Öffentlichkeit.

Als Geleit für das vorliegende Buch bleibt mir deshalb noch die Hoffnung auszusprechen, daß die hier zusammen getragenen Erkenntnisse möglichst viele Wissenschaftler anregen und den zahlreichen Kranken und ihren Familien Hoffnung, auch zur Selbsthilfe, verleihen mögen.

Ernatsreute am Bodensee
Dr. med. W. Schultz-Friese,
Facharzt für innere Krankheiten, Naturheilverfahren

Die aktuelle Forschungslage

Viele Jahrhunderte lang war es ein Rätsel, was wohl den Erscheinungen der Senilität, also dem Verlust geistigen Vermögens im Alter zugrunde lag. Von den „bösen Geistern oder Dämonen" als Verursachern oder anderen, heute zumeist skurril anmutenden Erklärungsversuchen hatte sich die Medizin sehr bald verabschiedet, nachdem man systematisch daranging, das menschliche Zentralorgan mit den Mitteln vergleichender Anatomie zu untersuchen.

Dabei kam es jedoch auch zu „modernen Mythenbildungen". Eines dieser neuzeitlichen „Wissenschaftsmärchen" war die Theorie, daß das Altern und der Verfall geistiger Leistungsfähigkeit untrennbar verknüpft seien. Erst vor wenigen Jahren fiel endlich auch das Dogma vom „altersbedingten Hirnzellenverlust". Ort des Geschehens war die kleine Universität Lübeck, wo ausgedehnte Untersuchungen des Neuroanatomen Herbert Haug ergaben, daß im Normalfalle die Zahl der Nervenzellen bis zum 60. Lebensjahr konstant bleibt (erst jenseits des 65. Lebensjahres beginnt ein sehr langsamer und keineswegs dramatischer Verlust an Gehirnsubstanz).

Ein jeder von uns hat also bis ins höchste Alter alle Chancen, geistig „mithalten" zu können, selbst dann, wenn in punkto Körperkräfte der Zenit lange schon überschritten ist.

Aktivieren Sie Ihren „Jungbrunnen im Gehirn"!

Auch unsere „Denkzentrale" wächst und erneuert sich beständig – ein Leben lang

Die Entdeckung ist taufrisch und kommt einem kleinen Erdbeben innerhalb der Fachwissenschaft gleich. Doch hatte sich das Ereignis mit vielen kleinen Erschütterungen längere Zeit schon angekündigt. Im Gehirn, so die elektrisierende Erkenntnis, bilden sich offenbar ständig neue „Tochter-Nervenzellen". So beiläufig eine solche Feststellung für den Laien klingen mag: sie umschreibt eine medizinische Sensation und stellt die bisherigen Auffassungen quasi auf den Kopf – oder eben erst richtig auf die Beine.

An und für sich ist unser Organismus ein Ort ständiger Erneuerungsprozesse. Permanent stirbt verbrauchte Substanz ab, bilden sich an ihrer Stelle frische Zellen. Von diesem lebenserhaltenden Naturgesetz schien es nur eine einzige Ausnahme zu geben, und zwar ausgerechnet an besonders empfindlicher Stelle: Seit den Forschungen und Befunden des seinerzeit berühmten spanischen Anatomen Ramon y Cajal (Nobelpreis 1906) war man davon ausgegangen, daß im Bereich der Nervenzellen im Laufe des Lebens bedauerlicherweise keine Regeneration und Erneuerung stattfindet. Der Mensch, so das Verdikt der Forschung und Lehrbücher bis zum heutigen Tag, muß mit dem ihm bei der Geburt zugemessenen Vorrat an Neuronen lebenslang auskommen, existiert also schon von Kindesbeinen an, was den „Grips" angeht, nach der Devise „von nun an gings bergab". Zerstörte oder in ihrer Funktion beeinträchtigte Hirnzellen, so war man überzeugt, können also nicht ersetzt werden.

Diese recht resignative wenn nicht gar fatalistische Schau der Dinge kann, wie die Wissenschaftler H.-G. Kuhn und G. Kempermann jüngst in der Fachzeitschrift „Nervenarzt" resümierten, ab sofort als überholt zu den Akten gelegt werden. Die epochemachende Kehrtwende in der Neurologie wurde den Forschern gewissermaßen „gezwitschert". Denn bei Singvögeln war der Forscher Fernando Nottebohm schon vor über 15 Jahren auf ein eigenartiges Phänomen gestoßen: Wenn diese neue

Melodien proben und einüben, so kommt es in ihrem gerne belächelten „Spatzenhirn" zur Neubildung von Nervenzellen, und zwar in der verblüffenden Größenordnung von ungefähr einem Prozent pro Tag! Man sprach sogar von einem dort angesiedelten „unerschöpflichen Fundus an embryonalen Vorläuferzellen" (R. Wandtner). Weitere Experimente mit Nagetieren schlossen sich an, und alle Ergebnisse wiesen in eine Richtung: Neubildungen im Bereich des Gehirns sind offenbar auch hier an der Tagesordnung. Ständig entstehen teilungsfähige Nervenzellen-Vorläufer und übernehmen dann auch, ausgewachsen, Funktionen innerhalb des Organs.

In den vergangenen Jahren nun drehte sich praktisch alles um die Frage, ob der Mensch den kleinen Sängern und Nagern wohl nacheifern könne, jedenfalls im Hinblick auf die neuronalen Neubildungsaktivitäten. Die Antwort darauf ist inzwischen gefunden, und sie lautet eindeutig: Ja! Den Nachweis dafür erbrachte ein schwedisch-amerikanisches Forscherteam im Salk-Institut für Biologische Studien (San Diego, Kalifornien) um Peter S. Eriksson und Fred H. Gage. Die Wissenschaftler waren bei ihren Untersuchungen nichts weniger als einem „Jungbrunnen im Gehirn des Menschen" (Frankfurter Allgemeine Zeitung vom 2.12.1998) auf die Spur gekommen. Deutliche Hinweise darauf hatten die schon im Frühjahr 1998 durchgeführten Beobachtungen bei Kindern unter 6 Jahren ergeben. Diese Zwischenresultate konnten bereits kurz darauf bei Erwachsenen und älteren Menschen (auch noch jenseits des 7. Lebensjahrzehnts!) nachgewiesen werden. Eriksson und Gage konnten dabei zeigen, daß für neuronalen Nachschub zumindest in einer Region des menschlichen Gehirns, dem Hippocampus (auch Ammonshorn genannt), gesorgt ist. Dieser Hirnabschnitt zeigt sich Seepferdchen-ähnlich gekrümmt (daher der Name), bildet einen eigenen Bezirk im Zwischenhirn, beherbergt u.a. das Riechzentrum und gilt als **„Lern- und Erinnerungszentrum des Hirns"**. Zumindest dort nun, so die eindeutigen Ergebnisse von Eriksson und Gage, entstehen während unseres gesamten Lebens ständig „neurologische Vorläuferzellen", reifen heran und bilden schließlich voll funktionsfähige Neuronen.

Mit dieser Einsicht wurde nicht nur ein neues Kapitel Forschungsgeschichte aufgeschlagen. Vor allem die Schiußfolgerungen und Konsequenzen im Hinblick auf praktische Nutzanwendungen sind bislang noch kaum zu übersehen.

Einmal hofft die Medizin natürlich, endlich ein Instrument in die Hand zu bekommen, um z.B. bei der Parkinson-Krankheit (Schüttellähmung) oder bei Morbus Alzheimer gezielt aus „körpereigener Produktion" unverzichtbares zugrunde gegangenes Gehirngewebe ersetzen zu können. Wie dies allerdings konkret anzupacken ist, ob aus einer solchen Vision überhaupt je Wirklichkeit zu werden vermag, steht noch in den Sternen.

Die praktischen Konsequenzen

Näher liegt eine andere Schlußfolgerung: Wir sollten die Erkenntnisse der modernen Hirnforschung ganz pragmatisch als Ermutigung und Ermunterung empfinden, als weiteren Beleg dafür, daß auch im fortgeschrittenen Lebensalter kein geistig-organischer Abbau einsetzen muß. Unser Organismus zeichnet sich rundherum, bis in seine verborgensten Winkel, durch eine wunderbare Kraft der Erneuerung und selbsttätigen Reparatur von Schäden aus. Alles spricht nun offenbar dafür, daß sich sogar ein so komplexes Organ wie das Gehirn mit seiner Milliardenschar an miteinander vernetzten Zellen und den unzähligen wechselseitigen Verknüpfungen ständig zu erneuern und voll funktionstüchtig zu erhalten vermag – wenn wir entsprechend leben und den Regulativkräften Raum geben, um die entsprechenden Vorgänge zu steuern, einzuleiten, aufrechtzuerhalten. Um dies zu gewährleisten, brauchen wir Nähr- und Wirkstoffe in hoher Qualität. Das Gehirn ist einer der größten Verbraucher sowohl von Sauerstoff wie von Kohlenhydraten sowie bestimmten Spurenstoffen, wie sie nur hochwertige Nahrung und besondere Nahrungsergänzungen zur Verfügung stellen können.

Ins Stammbuch geschrieben

Nimmt man beides nun zusammen – die Untersuchungen des Nervenarztes Herbert Haug zur relativen Stabilität unseres Bestandes an

Hirnzellen und das Wissen um die innere Regenerationskraft unserer Denkzentrale –, so ergibt sich daraus eine eindeutige Botschaft: Im Alter muß es mit dem Gedächtnis und der Konzentration nicht bergab gehen – ja es kann sogar „Brain Power" in Gestalt neuer Neuronen hinzukommen. Dies stimmt hoffnungsvoll und tröstlich, sollte uns aber nicht zu Übermut und Mutwillen verführen. Denn das Gehirn ist noch anspruchsvoller als andere Organe. Es braucht unsere besondere Zuwendung und ein regelmäßiges Training. „Schongang" oder gar gedanklich-geistiger Müßiggang setzt die Denkzentrale schachmatt. Beanspruchung hält die grauen Zellen auf Trab. Wir sollten also bereit sein, vom und am guten Beispiel der Vögel zu lernen, wie es die Forscher getan haben: Am rasantesten vollzieht sich bei diesen die Neugeburt von Neuronen, wenn sie neue Weisen einüben und trällern. Das Gehirn will also ständig von außen gefordert sein, soll es sich von innen her jung erhalten!

Soviel also zu den erfreulichen Perspektiven für jeden von uns – wenn wir die Chance zu lebenslangen geistigen Top-Leistungen nur richtig wahrzunehmen und zu ergreifen wissen.

Andererseits ist es für Fachleute unübersehbar, daß die Zahl der Menschen wächst, die unter Intelligenz- und Gedächtniseinbußen leiden, und dies oft bereits in relativ jungen Jahren, wenn sie eigentlich noch ein halbes Leben vor sich haben. Vieles deutet überdies darauf hin, daß es sich dabei um keine „Bagatellen" handelt, sondern um Warnsignale des Organismus, die sehr ernstgenommen zu werden verlangen.

Eine „kopernikanische Wende" in der Hirnforschung

Völlig auf den Kopf gestellt wurde in jüngerer Zeit das Erklärungsmodell für Hintergrund und Entstehung der bedrohlich um sich greifenden Hirnleistungsstörungen.

Im „Mittelalter der Forschung" (das übrigens bis weit in die 70er Jahre unseres Jahrhunderts reichte) war man davon ausgegangen, daß Altersvergeßlichkeit und Desorientierung im wesentlichen eine Folge von Durchblutungsstörungen sind (volkstümlich fälschlicherweise „Verkalkung" genannt) und in fortgeschrittenen Fällen auf einer Vielzahl kleinerer Hirninfarkte beruhen.

In den vergangenen zehn Jahren hat man die Alzheimer-Krankheit als eine Art „Urtyp der Senilität" erkannt, als die eigentliche Ursache für den „altersbedingten" Verlust des klaren Denkens, schnellen Erfassens und zuverlässigen Erinnerns – ein kompliziertes Stoffwechselleiden, das mit Durchblutungsstörungen so gut wie nichts zu tun hat.

So kommen viele Fachleute gegenwärtig zu dem erschütternden Schluß, daß bis zum heutigen Tag gerade die Hirnleistungsstörungen grundsätzlich falsch behandelt worden sind. Denn es kommt in der Mehrzahl der Fälle nicht darauf an, gefäßerweiternde Mittel zu geben und die Sauerstoffversorgung des Gehirns zu verbessern, wie es in der Praxis immer noch gang und gäbe ist. Wirkliche Hilfe vermögen hier nur „Mittel zur Steigerung des cerebralen Stoffwechsels" (Reisberg) zu bringen (2). Und in diesem Zusammenhang erweist sich, wie wir noch sehen werden, ein bekanntes Wort des französischen Aufklärers Voltaire (1694–1778) immer noch als brauchbarste therapeutische Leitlinie: „Diät ist besser als Medizin".

Doch zuerst müssen wir noch ein paar Worte darüber verlieren, was sich denn nun konkret im „zerbrechlichen Haus unserer Seele" abspielt, wenn es zu den gefürchteten „Alzheimer-artigen" krankhaften Veränderungen kommt.

„Flurschaden" im Gehirn

Am auffälligsten und charakteristischsten für Erkrankungen des Alzheimer-Umfeldes sind offensichtlich „ungelöste Abfall-Beseitigungsprobleme". Dies äußert sich in folgenden typischen Besonderheiten:

1. Einer Art **„Verschlackung" des Gehirns**, d.h. es finden sich in den Nervenzellen von Betroffenen komplexe Substanzen, die dort nicht hingehören, als Ballast ganze Abschnitte des Gehirns funktionsuntüchtig machen und sich immer weiter ausbreiten. Die Wissenschaft nennt diese verschlackten Areale „neurofibrilläre Ver-

klumpungen". Man weiß inzwischen, daß sie schon im besten Erwachsenenalter auftreten können und lange Zeit nicht zu auffälligen Symptomen (geistigen Fehlleistungen) führen müssen. Schreiten die Veränderungen jedoch kontinuierlich fort, so kommt es unweigerlich zu merklichen Hirnleistungsausfällen.

Über die Natur dieser „Verklumpungen" ist sich die Forschung durchaus noch nicht im klaren. Auf jeden Fall handelt es sich um ein rein „menschliches" Phänomen, für das es im Tierreich keine direkte Entsprechung gibt. Hochinteressant ist, daß solche Schlakken sich auch vermehrt bei erwachsenen Mongoloiden (Down-Syndrom), teilweise bei Parkinson oder im Falle wiederholter Hirntraumata (wie dies bei Boxern der Fall sein kann) sowie bei Alkoholismus finden. Für die letzteren Fälle hat man im angelsächsischen Raum den Ausdruck „Punch-drunk-Syndrom" geprägt.

Bei allen Rätseln, die diese „Schlacken im Gehirn" heute noch aufgeben, so ist eines doch sicher: hier handelt es sich um den Endzustand einer langen Entwicklung, und es muß vornehmliches Ziel der Therapie sein, diese Prozesse aufzuhalten oder überhaupt zu verhindern.

Von welcher Bedeutung gerade dieser Punkt ist, zeigt auch folgendes: bei fortschreitendem Alter lagert sich der beschriebene „Ballast" vornehmlich in den Gehirnregionen ab, welche für das Kurzzeitgedächtnis und für Gefühlsregungen zuständig sind (sog. „Limbisches System"), ein Umstand, der die Erinnerungsschwäche für aktuelle Ereignisse sowie Verhaltensänderungen (Abstumpfung) bei vielen älteren Menschen erklärt.

Zusammenfassend läßt sich sagen, daß in dieser Verschlackung der Nervenzellen die Hauptursache für die Senilität zu sehen ist.

2. Neben der Verschlackung tritt noch eine direkte Degeneration oder Verkümmerung von Hirnzellgewebe in Erscheinung. Auch hier sind ganze Teile des Gehirns erfaßt und es spielen Fremdsubstanzen eine Rolle (Eiweiße und Immunglobuline). Diese Ansammlungen unbrauchbar gewordenen Gewebes nennt man „senile Plaques". Sie stehen zweifellos in Verbindung mit Gedächtnisstörungen und der

Alzheimer-Krankheit, zumal sie häufig zusammen mit den „Verklumpungen" auftreten.

3. Schließlich fanden die Anatomen als weitere pathologische Veränderung flüssige Einschlüsse in den Nervenzellen, eine Beobachtung, der man die Bezeichnung „granulovakuoläre Degeneration" beilegte.

Auch in diesem Falle wird also aus Funktionszellen eine tote, verödete Ablagerungsstätte überflüssigen Materials, das offenbar nicht ausgeschieden, also entsorgt werden kann.

Es scheint also, daß hier **Entgiftungsvorgänge außer Kontrolle** geraten sind, und daß am Ende dieses entgleisten Prozesses ein geradezu verheerender „Flurschaden" im Wunderwerk des menschlichen Gehirns steht.

Das Gehirn des Betroffenen „schrumpft" zwar nicht unbedingt im eigentlichen Sinne, ist jedoch durch den Verlust von funktionsfähigen Nervenzellen übersät von geradezu „toten" Bezirken.

An einen solchen beunruhigenden Befund schließt sich ganz natürlich die Frage an, wie es wohl zu derartig einschneidenden Veränderungen innerhalb eines so wichtigen Organs wie unserem Gehirn kommen kann.

Die Ursachen

Über das genaue Entstehen der schweren Hirnleistungsstörungen und der genannten Verschlackungen weiß man noch wenig. Klar ist jedoch inzwischen, daß vielerlei Faktoren zusammenwirken. In dem Modell, das man hierzu skizzenhaft entwickelt hat, spielen nach herrschender Meinung im wesentlichen die folgenden Momente zusammen:

- Viruserkrankungen oder Umweltgifte wie z.B. Aluminium

- Lebensalter

- Vererbung (u.a. Down-Syndrom)

Vernachlässigt – weil wissenschaftlich nicht exakt zu fassen – wird in dieser Zusammenstellung meist der wesentlichste Punkt, den wir zur Vervollständigung anfügen wollen:

- Fehler in der Lebensführung, vor allem bei der Ernährung

Dies ausdrücklich hervorzuheben ist äußerst wichtig. Denn sonst kommt man natürlich leicht zu der Auffassung: „Was kann ich schon gegen Umweltgifte, das unaufhaltsame Fortschreiten der Lebenszeit oder gegen ererbte Leiden tun?"

Doch dazu dann weiter unten mehr. Wenden wir uns vorläufig einer hochaktuellen wissenschaftlichen Hypothese zur Krankheitsentstehung zu.

Zell-Mißgeschicke als „Kriegserklärung"

Die ganze Kette der aufgeführten krankheitsbegünstigenden Faktoren führt dazu, daß sich auf der Ebene der Zelle „Mißgeschicke" ereignen. Betroffen sind u.a. die Chromosomen, also jene hochspezialisierten Träger von Erbanlagen, die in kettenförmiger Anordnung alle Informationen über Aufbau, Funktion und Erhaltung unseres Körpers enthalten. Es kommt innerhalb dieser Ketten zu Brüchen, wodurch der Informationsfluß gestört wird und sich Fehlmeldungen einschleichen (auch Krebszellen können das Ergebnis derartiger Irrtümer sein). Als Folge solchermaßen unvollständiger Anweisungen werden abnormale Eiweißkörper zusammengebaut.

Diese fehlerhaften Proteine werden nun vom Körper als „fremd" eingestuft, was sofort das Immunsystem auf den Plan ruft, eine körpereigene „Polizeitruppe", der es obliegt, gegen alle Arten unerwünschter Eindringlinge vorzugehen (auch wenn es sich, wie in unserem Falle, nur um vermeintlich fremdartige Subjekte handelt).

Die Waffen, welche den „Ordnungskräften" dabei zu Gebote stehen, sind die sog. Antikörper. Der nun entbrennende Kampf des Körpers gegen seine eigenen, mißlungenen Werke hinterläßt dann schließlich auf dem Schlachtfeld eine Vielzahl kleiner veröderter Hirnregionen, die für immer ihrer bestimmungsgemäßen Funktion verlustig gegangen sind.

Wer sich über eine solche „Unvernunft" des Organismus wundern sollte, sei darauf hingewiesen, daß derartige selbstzerstörerische „Autoimmun-Krankheiten" durchaus keine Seltenheit sind, so befremdlich sie dem Beobachter auch anmuten müssen. Bekannte Beispiele für diesen Vorgang sind die „rheumatische Arthritis" oder der Jugendlichen-Diabetes (Typ I).

Eine erste praktische Schlußfolgerung

Was lehrt uns nun das, was wir bisher über den Entstehungsweg hirnpathologischer Veränderungen wissen?

Nichts weniger als dies: Für jeden einzelnen von uns gibt es im wesentlichen zwei konkrete Interventionsmöglichkeiten, um zu verhindern, daß die „grauen Zellen" zum Schlachtfeld werden, auf dem sich der Organismus mit seinen eigenen Waffen selbst bekriegt:

1. Da ist einmal der Faktor der Lebensführung, wobei, wie wir noch sehen werden, der Ernährung eine wichtige Funktion zukommen kann. Denn den Brennstoff für das „Stoffwechselfeuer", durch das sich unser Organismus ständig erneuert, beziehen wir aus der Nahrung. Gelingt diese permanente Umwandlung, so ist weitgehend gewährleistet, daß selbst vorhandene körpereigene Krankheitsveranlagungen und Schwächen gar nicht erst zum Ausbruch kommen.

2. Zum anderen ist es durchaus möglich, gezielt auch erste Schädigungen wie die beschriebenen Chromosomen-Brüche zu beherrschen. Seit langem weiß man, daß solches Unheil sich beständig im Organismus ereignet (schon nach einem Sonnenbad lassen sich entsprechende Veränderungen in der Haut eindeutig nachweisen).

   Da dies also durchaus an der Tagesordnung ist, hat der Körper natürlich auch Strategien entwickelt, um den Schaden zu begrenzen: es werden gewissermaßen „Reparaturkolonnen" in Bewegung gesetzt, die in fieberhafter Bemühung darangehen, die „demolierten" Bestandteile (DNS-Bausteine) gegen funktionstüchtige Ersatzteile auszutauschen. Derartige Notoperationen sollten gewissermaßen dem „Fluch" entgegenarbeiten, daß eine „böse Tat" (= Änderung der genetischen Information) „fortzeugend Böses muß gebären" (= Bildung eines Tumors oder gefährlicher Eiweißkörper). Denn ist das Unglück erst einmal eingetreten, wird die Falschinformation andernfalls bei jeder folgenden Zellteilung automatisch weitergegeben. Die erwähnten zellulären Reparaturkolonnen benötigen für ihre Arbeit eine Reihe hochwertiger Bausubstanzen, welche ihnen vom Stoffwechsel zur Verfügung gestellt werden müssen. Und gerade auf diesem Sektor hat man in jüngerer Zeit bedeutende Erkenntnisfortschritte gemacht. Dies geschah vor allem im Zusammenhang mit der Untersuchung ionisierter Strahlen und der von ihnen hervorgerufenen Chromosomenschädigungen. Dabei erwies es sich, daß bestimmte Nahrungssubstanzen in der Lage sind, das DNS-Reparatursystem wirksam zu unterstützen.

Eine dieser Substanzen, die hierbei von den Spezialisten immer wieder genannt werden, ist die Bierhefe (Saccharomyces carlsbergensis). Nach den Ergebnissen der modernen Strahlenforschung steht dieser Naturstoff offenbar eindeutig im Dienste eines ingeniösen „körpereigenen, biochemischen Reparatursystems, das strahlenbedingte Schäden an der DNS mehr oder minder zuverlässig zu beheben vermag" (DER SPIEGEL) – eine Einschätzung, die sich ohne weiteres auf Schädigungen der DNS anderer (z.B. chemischer) Herkunft übertragen läßt. Ja, sie gilt gerade für die alltäglichen Formen des Zell-Mißgeschicks, wie es sich im Laufe des Lebens durch innere wie äußere Einflüsse unaufhörlich einstellt und von denen auch das so wichtige zentrale Nervensystem nicht verschont bleibt.

Hier haben wir – und dies auf der Grundlage nüchterner und streng chemisch-mikrobiologischer Fakten – einen ersten deutlichen Hinweis darauf, in welcher Weise so „einfache" Nahrungssubstanzen wie beispielsweise die Bierhefe gerade für das Problem der Hirnleistungsstörungen (nicht nur in fortgeschrittenem Alter) von unerhörter Bedeutung werden können und oft mehr zu leisten vermögen, als man sich dies von pharmakologischen Substanzen erhoffen darf.

Einige Fakten zum Wunderwerk(zeug) Gehirn:

Unsere Schaltzentrale im Kopf

ist ungefähr $1,4$ kg schwer und

besteht aus 100 Milliarden Nervenzellen.

Jede einzelne dieser Zellen ist

mit 10.000 anderen vernetzt.

Das Gehirn ist darauf angelegt, pro Sekunde

nicht weniger als 10 Millionen Reize
(Informationen unterschiedlichster Art)

zu verarbeiten und zu einer präzisen Lagebeurteilung umzusetzen – eine Automatik und eine Arbeitsintensität, deren wir uns glücklicherweise nur zu Bruchteilen bewußt sind.

Die B-Vitamine
Elixiere für Geist und Gemüt

Vorbemerkung

In diesem Kapitel wollen wir keine umfassende Darstellung aller Einflüsse von Vitaminen auf Intellekt und Psyche unternehmen.

Es ist bekannt – und das zusammengetragene Wissen hierzu füllt ganze medizinische Bibliotheken –, daß besonders die B-Vitamine in diesem Zusammenhang unerläßlich sind und kein geordnetes Denken ohne das Vorhandensein solcher Spurenstoffe möglich wäre.

Was mit den folgenden Ausführungen allein angestrebt werden soll, ist die Schilderung bezeichnender Einzelbeobachtungen, die schlaglichtartig den umfassenden Wirkungsbereich sichtbar werden lassen, welcher der Ernährung (samt aller zufuhrnotwendigen Vitalstoffe) für unsere geistige Gesundheit zukommt.

Die Heimkehrer-Depression

Nach dem 2. Weltkrieg und der Rückkehr zahlreicher Kriegsteilnehmer aus z.T. jahrelanger Gefangenschaft beobachtete man bestimmte Störungen der geistigen Funktionen, die ursächlich durch Mangel- oder Fehlernährung bedingt waren (die sog. Dystrophie-Schädigungen). Man faßte diese Wesensänderungen schließlich unter dem griffigen Schlagwort der „Heimkehrer-Depression" zusammen. Die Symptomatik beinhaltete Verstimmungszustände (bis hin zur Selbstmordneigung), vermindertes geistiges Leistungsvermögen und Antriebsverlust. Diese Befunde gingen einher mit nachweisbaren hirnorganischen Veränderungen („Hirnschwund"), waren also nicht allein durch die traumatischen Erfahrungen auf den Schlachtfeldern bedingt.

Verantwortlich für solche „Fehlernährungszustände mit zerebraler Symptomatologie" machte man die andauernde Eiweiß-Unterversorgung, sowie einen ausgeprägten chronischen Vitamin-Mangel, wie sie während der Lagerzeit an der Tagesordnung waren (3). Die daraus resultierende Stoffwechselschwäche führte schließlich bei den Betroffenen auch zu Resorptionsschwächen, d.h. die Nährstoffe konnten auch nach Rückkehr aus der Gefangenschaft vom geschädigten Organismus nicht mehr ausreichend verwertet werden.

Interessant für unseren Zusammenhang sind die Therapieansätze, die seinerzeit mit Erfolg gegen dieses neue Problem entwickelt wurden.

So traten Experten für eine Behandlung mit dem Vitamin B-Komplex ein, und dies nicht nur zur „nervlichen Regeneration" der Patienten, sondern auch wegen seiner Bedeutung für die „Funktion der Magen-Darm-Schleimhaut" (K.A. Jochheim).

Zum anderen stieß man hier auf einen Zusammenhang, der uns an anderer Stelle noch intensiver beschäftigen wird: man stellte nämlich bei langjährigen Kriegsgefangenen einen Zusammenhang zwischen Hirnleistungsstörungen und Störungen des Leberstoffwechsels fest. Die gestörte Organtätigkeit der Leber interpretierte man dabei als eine Art „Zwischenglied für die Ausbildung der neurologischen Symptomatik" (W. Schulte). Dabei wurde so mancher Neurologe oder Psychiater in überraschender Weise an Befunde bei Schizophrenen erinnert. Die Krankheitszeichen ähnelten sich, und man wußte darüber hinaus, daß ganz allgemein bei schizophrenen Patienten von einer Störung des Leberstoffwechsels ausgegangen werden konnte (so z.B. der Neurologe F. Georgie in der Schweizerischen Medizinischen Wochenschrift, 1948).

Auch in diesem Falle wurde immer wieder von Fachleuten auf die B-Vitamine als Mittel der Wahl zur ursächlichen Therapie hingewiesen.

Unterstützung für diese Auffassung brachte überdies der Sieg über eine einstmals gefürchtete und weitverbreitete Vitaminmangelkrankheit: die Pellagra.

Mangel macht verrückt

Die enge Verbindung zwischen Fehlernährung und geistiger Verwirrung fällt sehr drastisch am Beispiel der Pellagra ins Auge. Neben der typischen rötlichen Veränderung der Haut (pelle agra = kranke Haut) sind vor allem psychische Symptome für die Erkrankung charakteristisch: Depression, Gedächtnisverlust, Delirien bis hin zur Demenz. Dabei handelte es sich um „nichts weiter" als eine – einstmals oft zum Tode führende – Vitaminmangelkrankheit. Als Stoff, dessen Fehlen solch dramatische Folgen zeigte, isolierte man erst 1937 das Nikotinsäureamid (Niacin, Vitamin B 3).

Mehr als 60 Jahre ist es nun also bereits her, daß man am Exempel der Pellagra hatte erkennen können, wie schon das Fehlen eines Tausendstel Gramms einer bestimmten Verbindung in den Zellen des Gehirns zu „chemisch bedingtem Wahnsinn" (so der bekannte Medizin-Autor Paul de Kruif) führen konnte (4).

Und wie hatte man diese „Seuche" damals in den Griff bekommen?

Dies war seinerzeit mit einer Anti-Pellagra-Diät gelungen, die der amerikanische Forscher Goldberg entwickelt hatte und die aus den ganz unspektakulären Zutaten Bierhefe und frischem Gemüse bestand.

Allein mit Hilfe dieser Natur-Arzneien im besten Sinne hatten Goldstein und seine Helfer die körperlichen Krankheitserscheinungen zurückgedrängt und die geistigen Defekte fast von heute auf morgen zum Verschwinden gebracht – keine geringe Leistung, da ihre Patienten in den betroffenen Elendsgebieten oft nur noch dumpf oder von Halluzinationen verfolgt dahinvegetierten.

Die Zeitgenossen empfanden dies als Schlüsselerlebnis, denn es war tatsächlich so, daß auf einer einfachen chemischen Verbindung gewissermaßen „der Unterschied zwischen Leben und Tod, zwischen geistiger Krankheit und schlimmstem Wahnsinn" (Paul de Kruif) beruhen konnte.

Ganz so kraß stellt sich uns heute diese Entdeckung nicht mehr dar. Denn bald schon stellte man fest, daß allein mit dem Wirkstoff Nikotinsäureamid in vielen Fällen keine Heilung zu erzielen war. Es mußte vielmehr der gesamte B-Vitaminkomplex zugefügt werden.

Dies erklärt auch, warum sich Goldbergs Spezial-Diät so überaus erfolgreich bewährt hatte: enthielt sie doch mit der Bierhefe eine überragende Quelle für a l l e B-Vitamine, wodurch sie zu einer Art „Wunderwaffe" im Feldzug gegen die Folgen von Fehlernährung wurde.

Immer wieder im Blickpunkt: Die B-Vitamine

Auch im Falle der Pellagra wurden die Neurologen bald stutzig. Denn die Symptome dieser Krankheit erinnerten doch sehr an bestimmte Psychosen. Aufsehen erregten in den 50er Jahren die Forschungen der kanadischen Psychiater Osmond und Hoffer, die das Vitamin B 3 mit Erfolg bei der Behandlung der Schizophrenen anwendeten – ein Therapieansatz, der heute umstritten ist und durch die Fixierung auf einen einzelnen Wirkstoff sicher auch seine Grenzen aufweist. Trotzdem: Gerade in den Vereinigten Staaten sind die B-Vitamine als spezifische Heilmittel bei der Therapie von geistigen Störungen seit langer Zeit nicht mehr wegzudenken. Zeugnis darüber legen neuerdings die Vertreter der „Orthomolekularen Psychiatrie", eines neuartigen Therapiekonzepts bei der Behandlung von Geistesstörungen ab.

Nach Auffassung dieser neuen Fachrichtung entwickeln sich Geisteskrankheiten auf der Grundlage von Stoffwechselanomalien, die ihrerseits auf dem Fehlen oder dem Zuwenig an essentiellen Vitaminen, Aminosäuren, Mineralstoffen und Spurenelementen beruhen.

Einer der führenden Exponenten der Orthomolekularen Psychiatrie, Dr. Carl C. Pfeiffer, behandelt beispielsweise in seinem „Brain Bio Center" in New Jersey schizophrene Patienten bei Vorliegen entsprechender Stoffwechselanomalien mit einem Wirkstoffgemisch aus Niacin, Folsäure, B 12, und B 6 – alles also Mitglieder der bemerkenswerten B-Gruppe (5).

Mangel besonders im Alter

Die Bedeutung dieser Wirkstoffgruppe für die Erhaltung unserer geistigen Gesundheit besonders im Alter illustriert noch der folgende, abschließende Gesichtspunkt: In einem Standardwerk zur Ernährung des älteren Menschen weist der amerikanische Wissenschaftler Tylor an vielen Beispielen nach (6), daß es gerade der B-Vitaminkomplex ist, der bei älteren Menschen unzureichend zugeführt wird, und daß es vor allem die B-Vitamine sind, deren therapeutische Gabe geistige Minderleistungen älterer Menschen am wirksamsten beseitigen helfen kann. Niacin-Pantothensäure und Vitamin B 6 erwiesen sich nach seiner Auffassung dabei als besonders wichtig für die Gedächtnisleistung.

Gut untersucht ist in diesem Zusammenhang jedoch auch das Vitamin B 1 (Thiamin). Es wird geradezu als „absolute Notwendigkeit" für die Aufrechterhaltung unserer Geisteskräfte angesehen. Untersuchungen ergaben, daß bereits eine geringfügige Unterversorgung mit diesem Wirkstoff zu erheblichen Funktionsstörungen führt: „Schlechtes Gedächtnis, Gereiztheit, Depressionen, mangelnder Schwung, Schlaflosigkeit und die Unfähigkeit, sich zu konzentrieren, sind allesamt Symptome eines leichten Thiaminmangels", und so ist denn die „Senilität älterer Menschen eine Geistesstörung, die mit Thiaminmangel in Verbindung gebracht worden ist" (S. Felten).

Mit solchen eindeutigen Ergebnissen der Altersforschung wollen wir es an dieser Stelle belassen.

Es besteht kein Zweifel: Mit den B-Vitaminen haben wir therapeutische „Werkzeuge mit scharfer Klinge" vor uns. Wer auch immer jedoch mit diesem Instrument umgegangen ist, hat schließlich erkennen müssen, daß es der ganze vielseitige Komplex der B-Vitamine ist, der diese

unerhört komplizierte Wirkstoffgruppe zum effizienten „Werkzeug"
macht, und nicht nur jeweils einer seiner Bestandteile, so unverzichtbar auch jeder für sich sein mag.

Schließlich ist es nicht das unbedeutendste Argument für diese alte
Erfahrung, daß die Natur die B-Vitamine in der Regel als „Komplex"
anbietet – und dies am umfassendsten in der Bierhefe, auf die wir deshalb in ganz unterschiedlichen Zusammenhängen zu sprechen kommen werden.

Rettung
aus den „Fängen
des <u>Wahnsinns</u>"

*Daß der Mensch um der Lust des Gaumens willen seine
natürliche Ernährungsbasis verließ, das ist in Wahrheit
sein großer „Sündenfall", und dieser hatte Krankheit,
Not und frühen Tod durch Stoffwechselstörung zur Folge.
Hier ist aber keine Schuld, sondern lediglich Irrtum, und
durch einen Willensakt kann jeder, aber auch jeder, die
Folgen eines Jahrtausende alten Irrtums beseitigen.*

Dr. Paul Honekamp

Bemerkenswerte Dinge gingen Anfang der 30er Jahre in der Psychiatrischen Landesheilanstalt Görden (Brandenburg) vor, genauer gesagt
auf der Station des Oberarztes Dr. Paul Honekamp. Kollegen witterten
Verrat an den geheiligten Grundfesten ihrer Wissenschaft. Das Pflege-
personal war verwundert über bestimmte Eigenheiten des Chefs, wie
z.B. der peinlich überwachten und oft eigenhändig vorgenommenen
Zubereitung einer wunderlichen Arznei, die in dickwandigen Bierglä-
sern gereicht wurde und um die sich bei der Behandlung nun plötzlich
alles drehte: auf nichts wurde so streng geachtet, wie auf die regelmäßige Einnahme dieses undefinierbaren Trunkes, der widerstre-
benden und besonders schwerkranken und unansprechbaren Patien-

ten auch einmal mit Überredung, ärztlicher Autorität und sanftem Nachdruck eingeflößt wurde.

Allerdings: Wer diese Vorgänge fachkundig und objektiv längere Zeit beobachtete, konnte darin schwerlich nur die Marotte eines allzu phantasiebegabten Nervenarztes vermuten, ganz im Gegenteil.

Regelmäßig kamen völlig desorientierte, hochgradig verwirrte Geisteskranke auf die Station, manchmal von der berühmten Berliner Charité abgeschoben. Und ebenso regelmäßig kehrten dieselben „menschlichen Ruinen" sehr verwandelt nach einigen Monaten der erwähnten sonderbaren Behandlung als geordnete, belastbare Persönlichkeiten wieder in die Gesellschaft, in Familie oder Berufsleben zurück.

Wenn auch die Fachkollegen weiterhin mit ihrer Anerkennung geizten – der Dank der Angehörigen war Oberarzt Honekamp gewiß. Dutzende Male bekam er die spontane und an solcher Stätte höchst seltene Versicherung zu hören, daß es dem Kranken in den ganzen Jahren zuvor nie so gut gegangen sei wie seit dem Aufenthalt in der Gördenschen Anstalt.

Die Vorgeschichte

Paul Honekamp war ein gründlicher Denker. Als Mediziner und Nervenarzt war ihm aufgefallen, daß quasi im Gleichschritt mit den Fortschritten der menschlichen Entwicklung, Kultur und Zivilisation auch die Stoffwechsel- und Geistesstörungen beständig zunahmen.

Da in einem solchen Prozeß auch der Keim für den Niedergang unserer ganzen Gattung stecken konnte, hatte er sich das ehrgeizige Ziel gesteckt, „die Wahrheit über das Wesen der körperlich-geistigen Zusammenhänge zu suchen und nach ihrer Erkenntnis darauf aufbauend eine natürliche Behandlung zu finden, die mein Bedürfnis nach Kausalität befriedigt."

„Die Erfindung des Topfes" als Wendepunkt

Der folgenden Darstellung müssen wir eines vorausschicken: Honekamp war alles andere als ein Freund esoterischer Ideen.

Heftig kritisierte er die – auch zu seiner Zeit beliebten – irrationalen Heilslehren, seien dies nun Aberglaube, Okkultismus, Astrologie, Zauber- oder Dämonenglaube. Er war auch kein ausgesprochener Kämpfer für naturgemäße Heilweisen oder eine vegetarische Ernährungsweise vielmehr fühlte er sich aus tiefstem Herzen dem naturwissenschaftlichen Prinzip verpflichtet, und es hatte vor seinen Augen nur Bestand, was durch die Erfahrung bestätigt wurde und mit den Mitteln des Verstandes plausibel erklärt werden konnte.

Gerade diese Eigenschaften waren es, die ihn im Zusammenhang mit den zunehmenden Stoffwechselleiden schnell auf die „richtige Fährte" setzten, d.h. ihn auf das Problem der menschlichen Ernährung aufmerksam machten.

Er erkannte bei seinen Studien, daß es nicht genügte, den Blick auf die Gegenwart zu richten und entdeckte dabei gleichzeitig einen ersten Ansatzpunkt für eine ursächliche Therapie.

Denn entwicklungsgeschichtlich betrachtet bildete die jüngere Steinzeit einen tiefen Einschnitt. Bis dahin wurde die Nahrung (ob nun pflanzlichen oder tierischen Ursprungs) vorwiegend roh gegessen. Von nun an trat der Frischkostanteil immer weiter zurück, insbesondere „wurden die Vegetabilien durch Kochen und Abgießen des Kochwassers ausgelaugt". Die unmittelbare Folge dieser geänderten Ernährungsgewohnheiten war, daß immer mehr hitzeempfindliche und wasserlösliche Wirkstoffe unserer Nahrung während der Zubereitung zugrunde gingen und damit für den Stoffwechsel nicht mehr zur Verfügung standen.

„Tiefenperson" im Ungleichgewicht

Unter der Umstellung von „roh" auf „gekocht" litt nach Honekamp vor allem das Zwischenhirn, das er als „Tiefenperson" des Menschen bezeichnete. Dieser entwicklungsgeschichtlich älteste Hirnabschnitt (auch „vegetativ-endokrines System" genannt, da von hier aus die Hormonausschüttung im Organismus gesteuert wird) wurde also zum ersten Opfer der eiszeitlichen Nahrungsrevolution. Denn er mußte nun auf seit Jahrmillionen vertraute und notwendige Wirkstoffe (vor allem die wasserlöslichen B-Vitamine) immer mehr verzichten und verlor auf diese Weise beständig an Leistungsfähigkeit – ein um so einschneidender Prozeß, als es sich beim Zwischenhirn um die „oberste Instanz im Organismus" handelt, „die in genialer Weise die harmonische Zusammenarbeit der Teile und die Integrität des Ganzen" überwacht (Honekamp).

Damit verwirrten sich gewissermaßen die Fäden, welche den Menschen als geistig-seelische Einheit zusammenhielten.

Am Endpunkt dieses langen Entwicklungsweges standen dann schließlich die vielfältigen organischen Stoffwechselstörungen, darunter auch Beeinträchtigungen der intellektuellen Fähigkeiten und Geisteskrankheiten.

Der ursächliche Heilungsweg

Wenn eingangs davon gesprochen wurde, daß so mancher Fachkollege in Honekamps Vorgehensweise einen Angriff auf gesichertes Forschungsgut sah, so muß doch fairerweise hinzugefügt werden, daß gerade zu jener Zeit von „gesicherter" Erkenntnis innerhalb der Psychiatrie keine Rede sein konnte.

Über Jahrhunderte hinweg schien dieser wirklich sträflich vernachlässigte Wissenszweig allenfalls durch seine so „martialischen" und menschenverachtenden wie erfolglosen Bemühungen aufzufallen.

Wohl war die Behandlung der Patienten zweifelsohne im noch jungen 20. Jahrhundert humaner geworden – jedoch nicht unbedingt weniger hilflos. Sie bestand im wesentlichen aus Beschäftigungsthera-

pie, und man experimentierte mit Hormongaben oder mit Röntgenbe-
strahlungen des Zwischenhirns.

Keine der damals praktizierten Therapien versuchte den Weg einer
ursächlichen Heilung.

Diesen noch unbegangenen Pfad beschritt Honekamp nun mit der
ihm eigenen Konsequenz. Nach allem, was er inzwischen über die
Fehlentwicklung des menschlichen Eßverhaltens der vergangenen
Jahrtausende in Erfahrung gebracht hatte, konnte eine wirkliche Heilung „nur über die Ernährung" erfolgen.

Honekamp verglich den Menschen dabei mit einem Baum, der auf
nährstoffverarmten Böden wächst und deshalb kümmert. Kranke Äste
sind in diesem Falle nur ein Symptom. Der Gärtner muß, will er den
Baum „heilen", danach streben, den Grund zu verbessern und alle die
Wirkstoffe zuzuführen, die der Baum zum Gedeihen benötigt.

Aus solchen Überlegungen heraus entwickelte Honekamp schließlich sein „wunderliches", jedoch überaus erfolgreiches Therapiekon-
zept, das sich um die eine zentrale Grundeinsicht drehte:

*Kausal für die Gesundung des Stoffwechsels verantwortlich ist im strengen
Sinne „nur die ausreichende Nahrungsergänzung mit der wasserlöslichen
Gesamtvitamingruppe B", wie sie in der Bierhefe vorzufinden ist und in
dieser natürlichen Darreichungsform die größte therapeutische Wirksamkeit entfaltet.*

*Ziel ist es also, durch „heilende Ergänzungsstoffe" die geistigen Beein-
trächtigungen zu beseitigen (das „endokrin-vegetative System" zu sanie-
ren).*

*Jedoch: Selbst wenn dies gelingt, ist damit noch nicht genug geleistet.
Kehrt der Genesene danach nämlich in sein altes Ernährungsmilieu
zurück, so wird sich „über kurz oder lang die Funktionsschwäche wieder
entwickeln" und sich ein Rückfall einstellen.*

*Honekamp hielt es deshalb für erforderlich, ein gewisses Maß (= „Erhal-
tungsdosis") an heilenden Ergänzungsstoffen permanent zuzuführen.*

Die eigentümliche Arznei

Beim Heilstoff, auf den Honekamp seine ganzen Hoffnungen setzte, handelte es sich um die (untergärige) Bierhefe. Schon in den 30er Jahren wußte man, daß es sich bei ihr um einen der reichsten Träger der Gesamtvitamingruppe B handelt (auch wenn die einzelnen Komponenten dieses Komplexes teilweise noch gar nicht chemisch entschlüsselt waren).

Honekamp hatte – da zu seiner Zeit kein geeignetes naturbelassenes und haltbares Präparat angeboten wurde – eine Bierhefe-Zubereitung entwickelt, der er den Namen „Eugenozym" gab. Für jede Form therapeutischer Nutzung der Bierhefe stellt er die Hauptforderung auf, diese natürliche Substanz aufs vorsichtigste zu verarbeiten, weil hitzebehandelte Trockenhefen „nach meinen Erfahrungen derart an therapeutischer Wirksamkeit einbüßen, daß sie den hier gestellten hohen Anforderungen nicht mehr genügen."

Solch hohen Ansprüchen mußte entsprochen werden, da die Bierhefe nichts weniger als das Fundament abgibt, auf dem allein eine Heilung möglich wird. Fasten, Diätetik, Wasseranwendungen, so betonte Honekamp „können zwar regulierende Funktionsimpulse schneller in der Peripherie zum Ziele führen", sind aber nachrangige Begleittherapien und vermögen anders als natürliche Bierhefe für sich allein keine Genesung herbeizuführen.

Immer wieder bestand Honekamp aufgrund seiner langjährigen praktischen Erfahrungen darauf, daß der Erfolg einzig aus der Schaffung eines optimalen Ernährungsmilieus resultierte, „mit dem ich es dem Organismus ermögliche, wieder in ein harmonisches Gleichgewicht zu kommen".

Wirkliche Probleme bei seiner Therapie ergaben sich allenfalls im Zusammenhang mit der etwas umständlichen Einnahme seines Präparates. Denn das Gemisch mußte in einem Glas Wasser gründlich verquirlt werden (es zu verrühren genügte nicht) und durfte auch nicht eine Minute stehenbleiben, damit sich keine unangenehmen Gerüche bilden konnten und das Präparat vom Patienten nicht zurückgewiesen wurde.

„Totalzauber" Bierhefe

Da an den Behandlungserfolgen mit der beschriebenen „Kur" nicht gerüttelt werden konnte, entzündete sich die unvermeidliche Kollegen-Kritik auf Nebenschauplätzen.

So erklärte man es als unglaubwürdig, daß der Honekampsche „Totalzauber" Bierhefe alle „tausend verschiedenen Krankheiten" zu heilen vermag, von Magengeschwüren über Schizophrenie bis Bronchialasthma. Dies könnte doch wohl nicht angehen, da es sich jeweils um ganz verschiedenartige Leiden handelte.

Honekamps Antwort darauf lautete nur: „Von Zauber keine Spur!" Denn die heilenden Nahrungssubstanzen setzten direkt an der zentralen Steuerung des Organismus an, und durch die bewirkte harmonische Koordination der Körperabläufe ergibt sich dann eben eine Fülle wünschenswerter Effekte vornehmlich in jenen Organen, die bisher durch das Ungleichgewicht Schaden genommen hatten, und diese Schwachstellen im Organismus weisen bei jedem Menschen eine eigene, individuelle Ausprägung auf. Heute ist es überdies zum Gemeingut der medizinischen Wissenschaft geworden, daß „es kein Krankheitsbild gibt, das nicht in irgendeiner Weise eine Stoffwechselstörung im Gefolge hat" und daß unsere Gesundheit vor allem „durch das Funktionieren unseres Stoffwechsels gewährleistet wird" (7).

Und viele dieser Stoffwechselschwächen beruhen auch bewiesenermaßen auf „Kümmerungen", verursacht durch geänderte Eßgewohnheiten (wobei natürlich nicht nur die „eiszeitlichen" Entwicklungen in Betracht kommen, sondern vor allem die neueren „Errungenschaften" im Gefolge der industriellen Revolution mit dem Siegeszug von Fabrikzucker, Weißmehl, Fertignahrung etc.).

Bierhefe galt Honekamp deshalb auch nicht als „Heilmittel zur Behandlung von Schizophrenie" sondern als „Heilstoff für das System der inneren Drüsen und der Lebensnerven".

Zu bedenken gab Honekamp desweiteren, daß man bei seiner natürlichen Methode gerade nicht mit „plötzlichen Zauberheilungen" rech-

nen sollte. Denn hier ging es stets um die Beseitigung schwerster, tief-
sitzender Stoffwechselstörungen, die erst dann, wenn sich das neue
„Ernährungsmilieu" im gesamten Organismus durchgesetzt hat, allmählich und in einem wochen- oder monatelangen Prozeß gebessert
oder geheilt werden können.

Ein Therapieerfolg von 100%!

Die Patienten auf Honekamps Station gehörten im wesentlichen den
drei Hauptgruppen an:

1. Schizophrene,
2. Manisch-Depressive sowie
3. Epileptiker.

Es lagen meist frisch aufgebrochene, akute Erkrankungen vor, teilweise handelte es sich jedoch um ältere Patienten mit langer „Leidens-
geschichte". Oft waren sie aus renommierten Berliner Anstalten abgeschoben worden.

Streit darüber, ob es sich tatsächlich um Fälle schwerer Geistesstörung handelte, gab es nicht, da die Diagnosen durch mehrmalige
fachärztliche Begutachtung gesichert waren.

Im Jahre 1930 hatte Honekamp mit ersten tastenden Versuchen begonnen. Ab 1942 behandelt er so gut wie jeden Fall frischer Schizophrenie
mittels seiner „heilenden Ergänzungsstoffe".

Die Ergebnisse, die er 1935 schließlich in einem gründlich dokumen-
tierten wissenschaftlichen Werk niederlegen konnte (1), beeindrucken
und überzeugen auch noch den Leser des späten 20. Jahrhunderts:

Wenn die Patienten auf die Stationen kommen, sind sie in einer
denkbar schlimmen Verfassung, verwirrt, hoffnungslos, ängstlich,
aggressiv, verstört und depressiv. Nicht selten versuchen sie, durch
Selbstmord ihrer unerträglichen Lage ein Ende zu bereiten. Der Hei-
lungsweg verläuft meist in erstaunlich gleichförmiger Weise.

- Die Umgebung wird nicht mehr krankhaft mißtrauisch beobachtet.

- Die Persönlichkeit „ordnet" sich, mit der wiederhergestellten Arbeitsfähigkeit, Konzentration und Merkfähigkeit wächst auch der Optimismus. Ängstlichkeit verschwindet, Schlaf und Appetit normalisieren sich.

Honekamp kann so für einen Teilbereich seiner Patienten zusammenfassen: „32 Fälle frischer beziehungsweise subaktiver Schizophrenie wurden behandelt, und 32 Fälle erlebten in der Behandlung eine volle Restitution" – eine Wiederherstellung, die in allen Fällen während der folgenden Jahre erhalten werden konnte, vorausgesetzt, die heilenden Ergänzungsstoffe wurden auch weiterhin (nun allerdings in geringerer Erhaltungsdosis) eingenommen. Systematische Nachfragen und Kontrollen sicherten den dauerhaften Charakter der Heilungen.

Dies war jedoch noch nicht alles. Honekamp legte besonderes Gewicht auf die Tatsache, daß seine Erfolge nicht nur im Ausbleiben von Krankheitssymptomen bestanden – nein, das Heilwerden erfaßt die ganze Persönlichkeit der einst schwer verhaltensgestörten Patienten. Fast autistisch verschlossene oder sich unsozial gebärdende Menschen wurden auf diese Weise „frei, aufgeschlossen, gesellig, interessiert, zielstrebig". Auch bei den „aussichtslosen" Fällen konnte Honekamp weitestgehende Besserung erreichen.

So schloß er denn seine eindrucksvolle Dokumentation von Fallgeschichten mit den Worten:

„Das eine aber ist gewiß, ich habe hier zum ersten Mal die Möglichkeit einer ursächlichen Heilbehandlung gegeben, und wer gesund werden will, der hat die Möglichkeit dazu, bei frischen Störungen schnell und ohne große Mühe innerhalb weniger Wochen und Monate, bei alten Erkrankungen mit Geduld und längerer Zeit, aber trotzdem mit Sicherheit, wenn nur keine organischen Defekte, die ihrer Natur nach irreparabel sind, vorliegen."

Honekamps Aktualität

Der Wert von Honekamps Beobachtungen läßt sich eigentlich erst heute richtig abschätzen. Dies wird deutlich, wenn wir einmal die Symptome, die er mit seiner Methode zum Verschwinden brachte, mit den Krankheitserscheinungen vergleichen, wie sie für die Hirnleistungsstörungen des Alters (Senilität, Demenz, Alzheimersche Krankheit) typisch sind (siehe nachfolgende Gegenüberstellung/Tabelle).

Eine solche Aufstellung zeigt – auch wenn sie natürlich keinen wissenschaftlichen Beweischarakter beanspruchen kann –, wie eng verflochten alle Bereiche geistiger oder intellektueller Befindlichkeitsstörungen und wie schwer hier eindeutige Grenzziehungen sind (ein solches Vorgehen hätte auch in Widerspruch zu Honekamps Auffassung gestanden). So könnte sich in unserer Zeit eine Nutzanwendung der Erkenntnisse von Paul Honekamp auf dem Felde der Bekämpfung sogenannter „altersabhängiger Hirnleistungsstörungen ergeben, jener heimtückischen Leiden also, die in unserer Zivilisation immer mehr Opfer in den und das Zentrum der Persönlichkeit des von ihnen Betroffenen aufs tiefste erschüttern.

Zum anderen jedoch läßt sich sagen: Was bei ausgeprägten psychischen Problemen und Hirnleistungsstörungen zu helfen vermag, wird die erst recht im Falle alltäglicher „Fehlleistungen" (Vergeßlichkeit, Konzentrationsmangel, nachlassende geistige Wachheit) leisten können!

Durch natürliche „Ergänzungsstoffe" gebesserte/geheilte Symptome (Therapie mit Bierhefe)	Symptome für „altersbedingte" Hirnleistungsstörungen, Alzheimer Krankheit (8)
• Erregtheitszustände, innere Unruhe • Konzentrationsschwäche, unzusammenhängende Gedanken, ungeordnetes Denken • ängstliche Bedrückung, Grübeln • extreme Gefühlsschwankungen • Antriebsverlust • Halluzinationen, Verfolgungswahn	• „eigenartige Unruhe" (Bleuler) • Störung des Denkens und der Aufmerksamkeit (Kolle), der Merkfähigkeit • „geängstigt-ratloses Verhalten" (Lange-Borstroem), Grübelneigung • depressive Verstimmung (Runge), Aggressivität • Störungen des Wollens und Handelns, Nachlassen der Aktivität (von Hattingsberg) • „paranoide und halluzinatorische Phasen" (Birkmayer)

39

Ernährung
und
Intelligenz

**Ein denkwürdiges Experiment zur
Mobilisierung latenter Geisteskräfte**

Wenn wir heute immer häufiger in medizinischen Veröffentlichungen von der Alzheimer-Krankheit lesen, so kann dies im Grunde alles andere als überraschen. Denn einerseits wird dieses medizinische Wissensgebiet in Zukunft unerhörte Bedeutung erlangen, da immer mehr Menschen ein hohes Lebensalter erreichen. Andererseits scheint es gleichzeitig leider so zu sein, daß unsere moderne, zivilisatorische Lebensweise auch an der geistigen Leistungsfähigkeit zehrt. Mediziner sehen es als erwiesen an, daß gegenwärtig immer mehr Menschen in den Bannkreis „altersbedingter" Störungen geraten.

Man kann nicht oft genug darauf hinweisen, daß die Experten sich inzwischen darauf geeinigt haben, daß es sich bei solchen „Ausfallserscheinungen" älterer Menschen um keine regulären und zwangsläufig sich einstellenden Begleiterscheinungen handelt. Dagegen spricht allein schon das Beispiel einer Vielzahl von Menschen, die hochbetagt noch bedeutende künstlerische und intellektuelle Leistungen vollbracht haben (Bertrand Russel, Goethe, Planck u.a.). Wenn als nicht „altersbedingt" – welches könnten dann die Faktoren in der Lebensgeschichte des einzelnen sein, die ihn zum Schicksal intellektueller Klarheit oder geistiger Umnachtung prädestinieren?

Diese prinzipielle Fragestellung bildet gewissermaßen den Dreh- und Angelpunkt zur Lösung der zunehmenden Probleme mit der Hirnleistung, wie sie die modernen Wohlstandsländer kennzeichnen, sowie des „Alzheimer-Rätsels" und soll deshalb, da sich dieser Gesichtspunkt immer aufs neue geradezu aufdrängt, weiter aus dem besonderen Blickwinkel der Ernährungsforschung beleuchtet werden. Denn: immer wieder wird in wissenschaftlichen Arbeiten zwar auf die Bedeutung der Ernährung für die geistige Gesundheit hingewiesen selten findet man solche Hinweise jedoch soweit konkretisiert, daß der Betroffene – oder der Interessierte – daraus praktische Nutzanwendung ziehen könnte.

Das im folgenden geschilderte ernährungsmedizinische Experiment soll mit dazu beitragen, diesem offensichtlichen Versäumnis abzuhelfen.

Erkenntnisse auf ganz überraschendem Gebiet

Es wird sicherlich nicht wenig verblüffen, wenn wir in diesem Zusammenhang auf das Problem frühkindlicher geistiger Entwicklungsstörungen und den Mongolismus zu sprechen kommen. Dies gilt jedoch nur „auf den ersten Blick". Um deutlich zu machen, inwieweit beispielsweise das Phänomen mongoloider Kinder für unseren Zusammenhang relevant ist, müssen wir etwas weiter ausholen:

Mißbildungen bei Neugeborenen werden meist pauschal als „falsche Programmierung" eingeordnet, als Fehler im genetischen Code, den Erbanlagen. In dieser Betrachtungsweise erscheinen sie als unabwendbares Schicksal – denn wer hat Einfluß auf die submikroskopische Welt unserer Gene?

Dennoch: Eine solche fatalistische Haltung muß verwundern. Denn bei allen diesen Störungen handelt es sich dem Wesen nach um „Entwicklungshemmungen". Die Keimesausbildung verläuft – oft nur in einem einzigen Abschnitt – nicht ganz genau so, wie die Natur dies in ihrem Plan vorsieht. Und nun kommt das Entscheidende: Immer wieder haben bedeutende Forscher (Guggisberg, Dunn) darauf verwiesen, daß die Keimesentwicklung beim Menschen durch „Mangelernährung der Mütter ebenso beeinflußt werden kann, wie durch abnormale Gene" (Prof. Dr. H. Haubold). Schon seit längerem weiß man, daß z.b. Mißbildungen wie Wolfsrachen oder Wasserkopf auf der Basis einer Vitaminmangelernährung (Vitamine B 2, A) entstehen können (9).

Nach dem Ersten Weltkrieg gab es immer deutlichere Hinweise auf eine Zunahme des Mongolismus, was man daran erkannte, daß der Anteil dieser Behindertengruppe innerhalb der Gesamtzahl betreuungsbedürftiger Geistesschwacher zunahm. Bereits damals wurde ein Zusammenhang mit den Hungerkrisen der Kriegsjahre hergestellt, ohne daß dieser Vermutung größere Aufmerksamkeit geschenkt worden wäre.

Der Zusammenbruch Mitteleuropas im Zweiten Weltkrieg und die nachfolgenden Hungerjahre zwischen 1945 und 1948 brachten hier allmählich eine Klärung: Denn in dieser Zeit stieg die Zahl mongoloider Neugeborener ganz auffällig an. Sollte also dieses Problem mit der Lebensmittelknappheit zusammenhängen, einer Mangelversorgung der schwangeren Frauen und damit auch des werdenden Lebens? Gab es noch mehr Risikofaktoren als nur genetische Dispositionen sowie das hohe Lebensalter der Mutter bei der Geburt?

Die statistischen Aussagen waren jedenfalls so überzeugend, daß Experten eine Unterversorgung der werdenden Mütter mit lebenswichtigen Wirkstoffen geradezu als Keimgift bezeichneten. In dieser Betrachtungsweise rückte unvermittelt die Ernährung in den Mittelpunkt des Interesses, wenn man nach wirksamen Vorbeugungsmaßnahmen gegen körperliche und geistige Defekte in der frühen Kindesentwicklung sucht.

Die ungeahnten Potentiale unserer Nahrung

Ein typisches Beispiel ausgeprägter Entwicklungshemmung liegt beim Mongolismus vor. Die Organe (Knochen, Sinnesorgane, Nervensystem) machen einen unfertigen Eindruck. Mit am auffälligsten ist die geistige „Wachstumsgrenze": kaum je kommen die Betroffenen über das intellektuelle Entwicklungsstadium von 5- oder 6-jährigen hinaus.

Hoffnungsvoll stimmt – und dies war der revolutionäre Neuansatz in den 50er Jahren, über den nun berichtet werden soll – dabei jedoch folgende Überlegung: Wenn am Zustandekommen des Mongolismus also Wirkstoff-Mangelzustände zumindest mitbeteiligt sein konnten (Vitamin A, B-Komplex, Eiweiß, Mineralstoffe), so hatte man einerseits natürlich ein wirksames Instrument zur Prävention in der Hand; zum anderen konnte man jedoch nun auch eine ursächliche Therapie und zusätzliche Perspektiven entwickeln, um das Los der betroffenen Kinder vielleicht etwas zu mildern und ihnen neue Lebenschancen zu eröffnen.

Der Schlüssel hierzu war die sog. „Nachreifungsbehandlung mit Vitaminen, Hormonen, Mineralsubstanzen und Eiweißträgern", darunter insbesondere auch die Bierhefe. Denn nicht alle Behinderungen und Beschränkungen des Mongoloiden sind schon bei der Geburt vollständig ausgeprägt und in voller Schärfe schicksalhaft vorgezeichnet. Viele Defekte kommen erst in den nachfolgenden Jahren der organischen Ausdifferenzierung zum Tragen.

Sollte man hier durch eine „Nachreifungshilfe" eingreifen können?

Dies war die zentrale Frage, die man sich im Kreise einiger Spezialisten stellte und die in einen bis heute beispielhaften praktischen Versuch mündete.

Das Experiment

Begonnen hatte das Experiment im Jahre 1950. Nach knapp 5 Jahren hatte man 126 Krankheitsgeschichten intensiv ausgewertet und kam zu folgenden Resultaten:

- Eine Reihe „typischer" äußerer Merkmale (Nasenform, verkürzte Handwurzelknochen, das Aussehen der Haut) verbesserten sich in Richtung „Normalität". Die behandelten Kinder wuchsen schneller, was sich positiv auf die Gesamterscheinung (weniger plumper, dicklicher Typ) auswirkte.

43

➤ Noch bedeutsamer als diese äußeren Zeichen waren die Fortschritte im sozialen, psychischen und intellektuellen Bereich. Beim Sport verbesserte sich die Bewegungskoordination der Betroffenen; es fiel ihnen nach dieser Behandlung im allgemeinen leichter, ihre Bewegungen und Gesten zu beherrschen. In Verbindung mit intensiver pädagogischer Betreuung wurde auch ihr Sozialverhalten erheblich gefördert. Es stellte sich jedoch auch – und dies war eines der wichtigsten Ergebnisse – eine deutliche Steigerung der geistigen Leistungsfähigkeit bei vielen Kindern ein, begleitet beispielsweise von einem vergrößerten Wortschatz. Seinen klarsten Ausdruck fand diese intellektuelle Förderung im Umstand, daß einige Kinder sogar den Sprung von der Hilfs- in die Normalschule packten – ein außergewöhnliches Ergebnis, bedenkt man, daß der weitaus größte Teil der Mongoloiden üblicherweise kaum die Sonderschulreife erlangte.

Weitreichende Schlußfolgerungen

Halten wir also fest: Allein mit ernährungstherapeutischen Maßnahmen gelang es, ein so festgefügtes, eigentlich typisch „therapieresistentes" Krankheitsbild wie das des Mongolismus im Sinne einer gewissen „Annäherung an die Normalität" zu beeinflussen.

Die frischkostorientierte Ernährung, ergänzt durch vitalstoffreiche, naturnah verarbeitete Bierhefe äußerte sich sowohl in anatomischen Nachreifungsprozessen, wie auch in einer Verbesserung der Leistungsfähigkeit, von Konzentration, Gedächtnis und Intelligenz.

Es waren gerade die Ernährungseinflüsse, die erkennbar die Geistesentwicklung unterstützten, während andere therapeutische Maßnahmen (wie z.B. die Hormon- und Drüsenbehandlung) nur auf die Ausbildung körperlicher Merkmale Einfluß nahmen.

Innerhalb der gewählten Ernährungsweise mußten also Faktoren wirksam sein, welche in besonderer Weise die geistigen Funktionen auch bei Vorliegen widriger Verhältnisse leistungsfähig machen oder erhalten können.

Und eben dieser Gesichtspunkt läßt sich ohne weiteres direkt auf die hier infrage stehenden Hirnleistungsstörungen im Alter übertragen. So hat Prof. Pudel von der Universität Göttingen in ausgedehnten Untersuchungen (1983/84) an Senioren geistige Fähigkeiten wie Konzentration, Reaktionsvermögen oder Kurzzeitgedächtnis getestet.

Dabei stellte sich heraus, daß diejenige Gruppe, bei der Ernährungsmängel und dadurch Versorgungsdefizite mit Wirkstoffen vorlagen, „klinisch ungünstigere Befunde" zeigten. Als besonders wichtig erwiesen sich die B-Vitamine, allen voran Thiamin und Folsäure. Interessant war auch die Feststellung, daß sich die Ernährung offenbar massiv in unserem „Lebensgefühl" bemerkbar macht; denn auch die im Alter oft beklagten psychischen Mißbefindlichkeiten wie Deprimiertheit, Ängstlichkeit, Benommenheit und Ärger waren bei mangelversorgten Senioren etwa doppelt so häufig anzutreffen als bei den gut versorgten.

Die Schlüsse, die wir aus diesen und den vorgenannten Beobachtungen ziehen können, sind weitreichend:

Geistige Gesundheit und die volle Ausschöpfung der in uns angelegten intellektuellen Möglichkeiten (aber auch unserer Gemütskräfte) stehen nicht nur in einem engen Abhängigkeitsverhältnis zu unserer sozialen Umwelt (also zu „geistiger Nahrung" und ständig neuen Herausforderungen) und schon gar nicht zum Lebensalter an sich. Es erweist sich vielmehr immer wieder, daß sie in stärkerer Weise als man bisher vermutete an das gekoppelt sind, was wir uns tagtäglich an Nahrung zuführen.

Das Leber-Hirn-Syndrom

Machen wir uns noch einmal klar, um was es bei der Alzheimer-Krankheit geht, dieser „Urform" der Hirnleistungsstörungen überhaupt.

Benannt wurde das Leiden nach seinem Entdecker, dem Neurologen Alois Alzheimer (1864–1915).

Das Vollbild der Krankheit tritt meist erst nach dem 50. Lebensjahr auf. Erste Hinweise sind sog. Ausfallerscheinungen wie Zerstreutheit und Vergeßlichkeit, die mehr oder weniger schnell in einen gänzlichen Gedächtnisverfall überleiten. Während dieses Prozesses geht auch allmählich die Kontrolle über einfache Körperfunktionen verloren (z.B. Darm-, Blasenentleerung).

Bis zur Manifestation des Leidens und der endgültigen Diagnose vergehen im Regelfalle etwa 8 Jahre.

Da die Symptome der Alzheimer-Krankheit nicht eindeutig nur für dieses Leiden typisch sind und auch harmloseren Ursprungs sein können (z.B. Vitaminmangel), läßt es sich nur schwer mit Sicherheit sagen, wieviele ältere Menschen bisher davon betroffen sind. Schätzungen in der Bundesrepublik reichen von 800.000 Kranken bis zur alarmierenden Zahl von 2 Millionen in wenigen Jahren (so eine Angabe des Berliner Nervenarztes Hans Gutmann und neueste Hochrechnungen der Deutschen Alzheimer-Gesellschaft, Berlin).

Wie wir in den Eingangskapiteln gesehen haben, lassen sich die konkreten Ursachen des Leidens vorerst nur vage umreißen, und es gelang der Medizin noch nicht, die Krankheitserscheinungen auch nur aufzuhalten.

Einen hochwillkommenen Lösungsansatz versprechen deshalb die beschriebenen Beobachtungen, die bisher im Hinblick auf Ernährung und das geistige Leistungsvermögen haben gewonnen werden können – ein Ansatz, der noch aus einer weiteren alten medizinischen Beobachtung Nahrung erhält.

Das bekannt-unbekannte „Leber-Gehirn-Problem"

Bereits die Ärzte des Klassischen Altertums wußten um den Zusammenhang von Gehirntätigkeit und der Leistungsfähigkeit unserer Leber. Hippokrates beispielsweise sah in der „schwarzen Galle" die Ursache für Melancholie. In den 30er Jahren unseres Jahrhunderts ging man schließlich daran, die Bedeutung des Leberstoffwechsels für das Zentralnervensystem mit wissenschaftlichen Mitteln exakt zu untersuchen. Denn es liegt wohl auf der Hand, daß die Leber hier eine wesentliche Rolle spielt, ist sie doch Bildungsstätte und Depot für viele Wirk- und Nährstoffe, auf die unser Gehirn angewiesen ist. Zweifelsfrei wurde im Verlauf solcher Versuche festgestellt, daß Störungen der Lebertätigkeit die psychische Verfassung und geistige Leistungsfähigkeit beeinträchtigen (Scheer, 1933 und Stadler, 1936). Dies gilt schon für leichtere „Leberaffektionen", die Konzentrationsschwäche und Gedächtnisstörungen hervorrufen können. Noch viel mehr jedoch trifft dies auf chronische Leberleiden zu, welche sogar die Ausbildung schwerer Hirnleiden im Gefolge haben können.

Eine Reihe von Forschern (Georgi Baruk u.a.) experimentierten deshalb erfolgreich damit, z.B. bei der Behandlung der Schizophrenie leberunterstützende Maßnahmen mit einzubeziehen.

Höchst bedeutungsvoll ist aus heutiger Sicht, daß die erwähnten Forscher Stadler und Scheer bei den meisten von ihnen obduzierten Leberkranken sog. Alzheimer-Kerne im Gehirn vorfanden, also untrügliche

Zeichen eines schon fortgeschrittenen Alzheimer-Leidens. Diese Beobachtung wurde später unter dem Begriff einer „pathologischen Veränderung in der Zusammensetzung der Bluteiweißkörper" (Zollinger) zusammengefaßt – und „Fabrikationsstätte" für diese wichtigen Blutbestandteile ist im wesentlichen unsere Leber.

Jetzt war es auch möglich, eine andere, früher gewonnene Erfahrungstatsache besser einzuordnen und zwar den Umstand, daß nach Wachsmuth und anderen „Leber und Gehirn eine parallel verlaufende Gewichtsabnahme" zeigen (10).

Wichtig ist es festzuhalten, daß die Leberstörung am Anfang steht. Von einem derartigen „Defekt" gehen dann Einflüsse aus, die sehr stark die empfindlichen Stoffwechselvorgänge des Gehirns in Mitleidenschaft ziehen, wie dies beispielsweise bei der Unterzuckerung (Hypoglykämie) der Fall ist. Fest scheint auch zu stehen, daß die Gehirnfunktionen durch Toxine (fehlerhaft zusammengesetzte Bluteiweißstoffe u.ä.) geschädigt werden, wie sie bei beeinträchtigter Lebertätigkeit in das Kreislaufsystem geraten können.

Konsequenzen und Perspektiven für die Forschung

Angesichts dieser Sachlage wäre es für die medizinische Forschung, die sich um die Lösung des Alzheimer-Problems bemüht und dabei nach eigenem Bekunden noch gänzlich im dunkeln tappt, sicherlich lohnend, die „Wechselbeziehungen zwischen Leber und Gehirn" unter die Lupe zu nehmen. Es ist u.a. durch den neuesten Ernährungsbericht der DGE (Deutschen Gesellschaft für Ernährung) bekannt, daß die Leberleiden ein sehr unterschätztes Gefährdungspotential für die Volksgesundheit darstellen. Und dies nicht nur wegen der unmittelbaren Manifestationen am Organ (Fettleber, Zirrhose), sondern auch im Hinblick auf die Ausstrahlungen ins weitere Stoffwechselgeschehen. Die Leber als „Drehscheibe des Cholesterinstoffwechsels" nimmt, wie man neuerdings erkannt hat, eine zentrale Position im komplexen Geschehen der Arteriosklerose ein, also bei der Verengung der Blutgefäße mit der Folge von Herzinfarkt oder Schlaganfall.

Sollte dem Zentralorgan Leber nun also auch bei den rätselhaften Vorgängen um das Alzheimer-Syndrom eine Schlüsselrolle zukommen? Sicher kein abwegiger Gedanke; und so mehren sich denn gerade gegenwärtig die Anzeichen dafür, daß viele Neurologen (besonders im angelsächsischen Raum) dieser Auffassung nähertreten, beispielsweise wenn der australische Spezialist Dr. van Tiggelen davon spricht (11), daß sich bei der Untersuchung von Hirnstoffwechselvorgängen das Hauptinteresse der Forscher von den Vorgängen im Gehirn mehr auf jene innerhalb der Leber verschiebt – hin zu dem Ort also, wo die Vorstufen der Gehirn-Botensubstanzen gebildet werden.

Perspektiven für die Vorbeugung

Medizin und Wissenschaft sehen sich heute also noch nicht in der Lage, Empfehlungen zu entwickeln, wie der einzelne dem „Alzheimer-Schicksal" entgehen kann.

Dennoch wäre Resignation fehl am Platze. Alles spricht dafür, daß die wirkungsvollste Vorbeugung darin besteht, im Verbund mit einer wirkstoffreichen Nahrung für eine gute und reibungslose Lebertätigkeit zu sorgen. Denn fest steht auf alle Fälle, daß geistige Aktivität und Leistungsfähigkeit (ganz besonders im fortgeschrittenen Alter) nur auf der Grundlage einer gut funktionierenden Leber erhalten werden kann. Die Leber ist sowohl der „Nährgrund" wie auch eine Barriere für unser Gehirn, die das sensible Organ davor bewahrt, durch im Blut kreisende Gifte oder durch Stoffwechselentgleisungen Schaden zu nehmen.

Um die Leber hierbei zu unterstützen bedarf es dreierlei: Einmal sollte der Fett- und Genußmittelkonsum (gesättigte tierische Fette, hochprozentiger Alkohol, Kaffee u.ä.) im Rahmen bleiben. Zum anderen müssen bestehende Verdauungsstörungen und Anomalien der Darmflora (mikrobielle Besiedelung des Dickdarms) beseitigt werden, die meist aus der verbreiteten Fehl- und Überernährung resultieren, verbunden mit Ballaststoffmangel. Der Frankfurter Arzt und Autor Werner E. Loeckle hat hierfür das treffende Bild gefunden: „Leber und Lebensqualität sind auf wohlfunktionierende Verdauungsprozesse angewiesen wie das städtische Wasserwerk auf die Beschaffenheit von Waldboden und Grundwasser" (12).

Schließlich bedarf die Leber drittens einer Reihe hochwertiger Nahrungssubstanzen, um ihre vielfältigen Aufgaben erfüllen zu können. An solchen leberspezifischen Wirksubstanzen (spezielle aktive Eiweißstoffe, B-Vitamine, Cholin, die Aminosäure Methionin, Glutathion, Selen) kann es der Zivilisationskost in hohem Maße mangeln. Wie in dieser Hinsicht dennoch Unterversorgungserscheinungen mit deren unabsehbaren Folgen zu vermeiden sind, dafür hat die Ernährungsforschung der vergangenen Jahrzehnte reichlich Anhaltspunkte erarbeitet. So ermittelte sie beispielsweise, daß mit der Bierhefe eine ausgesprochen wirkungsvolle natürliche „Lebernahrung" zur Verfügung steht (die darüber hinaus auch noch Verdauungsstörungen und damit einen gefährlichen Belastungsfaktor für unsere Leber zu beseitigen vermag).

Man weiß dies unter anderem aus faszinierenden Untersuchungen des tschechischen Mediziners Laznicka (13), der in ausgedehnten klinischen Forschungen fand, daß frische, intakte Bierhefe alle und gerade die Stoffe in reichem Maße aufweist, auf die unsere Leber „auf Gedeih und Verderb" angewiesen ist und die in der gewöhnlichen Kost oft nur unzureichend anzutreffen sind (siehe auch das Kapitel Bierhefe – das „störrische Wunderlebewesen").

Und in jüngerer Zeit faßte der Ernährungsexperte Paavo Airola diese Einschätzung als Summe einer jahrzehntelangen therapeutischen Erfahrung in die Worte: „Die besten vollständigen Eiweißkörper für Leberpatienten findet man in Bierhefe" (14).

Den Boten
Beine machen

Über die zentrale Bedeutung von Acetylcholin für das Denkvermögen

Noch vor wenigen Jahrzehnten war – zumindest in den sog. „galanten Kreisen" – eine trickreich bezaubernde Sitte verbreitet, die der berühmte schwedische Naturforscher Carl von Linné (1707–1778) folgendermaßen überlieferte: „In allen Ländern Mittel- und Südeuropas, Kleinasiens, Persiens und wo die Tollkirsche noch wächst, benutzten die Frauen seit dem Altertum den violetten Saft der Beeren, um ihren Augen einen verführerischen Glanz zu verleihen, der durch Vergrößerung der Pupillen zustandekommt."

Von dieser Verwendungsform erhielt das hochgiftige Gewächs bis zum heutigen Tag seinen wissenschaftlichen Namen: Belladonna (= schöne Frau). Der pupillenerweiternde Effekt wird übrigens immer noch, allerdings sehr viel prosaischer, von Augenärzten für Diagnosen oder bei Operationen genutzt.

Was hat dies alles jedoch nun mit unserem Thema zu tun?

Sehr viel, wie wir bald sehen werden.

Das Gift der Tollkirsche wirkt nämlich auf die menschlichen Nerven. Es unterbindet, daß Mitteilungen von Neuron zu Neuron gelangen.

Dies geschieht dadurch, daß eine ganz bestimmte und sehr wichtige Überträgersubstanz blockiert wird: das Acetylcholin, einer der Boten oder Laufburschen des Nervensystems, ohne deren Dienste die Nervenzentrale „verrückt" spielt.

Im Bereich der Augen führen solche Boten-Blockaden dazu, daß die Pupille sich nicht den Lichtverhältnissen entsprechend zusammenzieht, was wie wir gesehen haben in diesem Zusammenhang ja geradezu betörend sein kann.

Viel weniger harmlos sind solche Blockaden der nervlichen Botensubstanz in unserem Gehirn.

Auch hierzu hat man in der Medizin bereits seit längerem Erfahrungen gesammelt. Drangen bei derartigen Versuchen beispielsweise Belladonna-Abkömmlinge bis ins Gehirn vor, so verursachten sie – auch bei jungen, gesunden Menschen – zuverlässig jene Gedächtnisstörungen, wie sie als „senile" oder Alzheimer-Symptome bekannt sind.

Und tatsächlich: Seit geraumer Zeit schon vermutet die Wissenschaft, daß es sich beim Acetylcholin um eine der Schlüsselsubstanzen handeln muß, die über die Verfassung unserer intellektuellen Vermögen mitentscheiden, ist dieser Stoff doch „funktionell mit der Akquisition (= Beschaffung) von Informationen und der Wiederverfügbarkeit von Gedächtnisinhalten" beschäftigt (S. Hoyer).

Lange Zeit hatte man den Botenstoff einfach nur „unter ferner liefen" zur Kenntnis genommen, eine nachlässige Praxis, die sich durch besondere Umstände während nur eines Jahrzehnts jüngster Forschungsgeschichte gründlich geändert hat.

Wissenschaftswirbel um Cholin

Es handelte sich um ein gewaltiges wissenschaftliches Ereignis: Hunderte international führender Neurologen und Biochemiker kamen im März 1985 in Eilat/Israel zusammen, um über Stand und Fortschritte bei der Behandlung der Alzheimer-Krankheit und verwandter Leiden zu debattieren. Als die Referate dieses Kongresses ein Jahr darauf als Buch veröffentlicht wurden, zog sich der „Problemkreis Cholin" oder das Stichwort „cholinerges System" für jeden erkennbar wie ein roter

Faden durch den aufsehenerregenden Forschungsbericht „Alzheimers an Parkinsons Deseases" (15).

Immer wieder wurde dabei auf das „Wendejahr 1978" hingewiesen, als ein französisches Forscherteam um P. Etienne im renommierten Wissenschaftsjournal „Lancet" auf vorteilhafte therapeutische Wirkungen des Nahrungscholins selbst bei schweren Hirnleistungsstörungen hinwies. Zuvor schon hatte man in den Vereinigten Staaten vermutet, daß „cholinerge Neuronen" eine „kritische Rolle" für die Verfassung und Leistungsfähigkeit unserer geistigen Funktionen spielen (Hington und Aprison, 1976), und daß Störungen im Verlaufe dieser biochemischen Vorgänge für die während des Alterns vermehrt auftretenden Gedächtnisausfälle verantwortlich sind.

Alle diese Vermutungen haben sich – so eines der Ergebnisse des erwähnten Kongresses – als grundsätzlich zutreffend erwiesen, eine Einschätzung, die sich nicht nur auf Tierversuche und klinische Versuche an Menschen stützt: auch die Gewebsuntersuchungen bei Alzheimer-Patienten haben ergeben, daß die typischen pathologischen Veränderungen der Gehirnzellen (z.B. senile Plaques) deutlich mit den Störungen des cholinergen Systems in Verbindung stehen (so der Psychiater E. Friedmann von der New York School of Medicine).

Die Wissenschaft hatte damit innerhalb kurzer Zeit in der staunenerregenden Substanz Cholin (bzw. Acetylcholin) und ihrem Wirkungskreis im Chemismus des Hirnstoffwechsels den möglicherweise „primären Ort von Gedächtnisbeeinträchtigungen in Verbindung mit der Alzheimerschen Krankheit" erkannt.

Die weitreichenden Konsequenzen aus dem, was man bisher über diesen ganz besonderen „Boten im Gehirn" weiß, ließen einen anerkannten Experten sogar zu der bemerkenswerten Zusammenfassung gelangen, daß auch „die ernsthafteren Verhaltensänderungen, die man in den Endstadien der Alzheimerschen Krankheit beobachtet, zum großen Teil auf der Basis von Veränderungen des Acetylcholingehaltes des Hirns erklärt werden" können (Reisberg), Veränderungen, die im wesentlichen in einem stetigen Rückgang verfügbarer „Boten" bestehen (2).

Der Stoff, aus dem die Boten sind

Was ist dies nun jedoch für ein geheimnisvolles Zaubermittel, das in unserem Zentralorgan eine derartig eminente Wirkung entfaltet?

Gleich vorweg kann man sagen: von „Geheimnis" kann gar keine Rede sein!

Acetylcholin wird im Körper aus Cholin und Essigsäure aufgebaut; das Cholin, ein Co-Faktor der B-Vitamine, führen wir uns mit der Nahrung zu (was allerdings, wie wir noch sehen werden, nicht immer automatisch und in ausreichendem Maße geschieht).

So ist denn das „Zaubermittel", das den Boten in unserem Gehirn Beine machen kann, nichts anderes als eine bewußte Ernährung.

Mit einiger Verblüffung stellten die Experten nämlich – nachdem sie eine Reihe medikamentöser Hilfen ohne großen Erfolg getestet hatten – fest: „Es ist uns sogar möglich, das Acetylcholin im Gehirn dadurch zu erhöhen, daß wir uns einfach richtig ernähren!" (Reisberg). D.h. wir sollten bewußt solche Lebensmittel wählen, die uns die Bausubstanz für den wichtigen Botenstoff, das Cholin, ausreichend zuführen.

Allerdings ist eine solche Empfehlung, so mutig und richtig sie sein mag, nun doch leichter gesagt als in die Praxis umgesetzt. Denn wer unter Medizinern oder Laien dürfte schon detaillierter über den Cholingehalt unserer Lebensmittel informiert sein?

Die Forschung hat auch hier Wege und Irrwege beschritten. So wurde versucht, das cholinerge System des Gehirns durch Verabreichung von isolierten Cholinsalzen („reines" Cholin also) zu beeinflussen. Bekannt geworden sind in diesem Zusammenhang die Tests am National Institut of Mental Health in den Vereinigten Staaten.

Die Ergebnisse fielen jedoch enttäuschend aus. Man hatte sehr schnell einsehen müssen, daß es nicht eine beliebige Form des Cholins war, die unmittelbar auf das Hirngeschehen zu wirken vermochte, sondern daß dieser Stoff sich offenbar am effektvollsten entfaltete, wenn er direkt dem natürlichen Nahrungszusammenhang der Lebensmittel entnommen wird, und man wird hier Veranlassung zur Vermutung haben, daß Cholin, eingebettet in sein ureigenstes Wirkstoff-Milieu, die B-Vitamine, am „schlagkräftigsten" eingesetzt werden kann.

Eine Alternative ganz aus der Natur

Auf die künstlichen Cholinsalze war man unter den Hirnforschern deshalb verfallen, weil das Cholin zwar in einer Reihe von Lebensmitteln vorkommt, wobei in den entsprechenden Lexika z.B. Eidotter, Leber, Getreide, Hülsenfrüchte oder Frischmilch aufgeführt werden. Jedoch kann es mit Hilfe dieser Lebensmittel nicht ohne weiteres gelingen, so bedeutende Mengen an diesem Baustoff (der so nebenbei noch zu den bedeutendsten Leber-Schutzstoffen gehört) zuzuführen, wie sie offenbar zur Therapie von Hirnleistungsstörungen und wohl auch deren zuverlässigen Vorbeugung notwendig sind.

Da ist einmal das Lecithin. Auch dieser Stoff kommt in einer Reihe von Lebensmitteln vor und enthält als einen von mehreren Bestandteilen Cholin. Bereits seit längerem versteht man sich darauf, vor allem aus dem Samen von Hülsenfrüchten (Soja-Bohne) größere Mengen an Lecithin industriell zu gewinnen. Das solchermaßen konzentrierte Lecithin kann dann verwendet werden, um dem Patienten größere Mengen an Cholin zuzuführen.

Allerdings muß man dabei in Kauf nehmen, daß es sich um ein isoliertes Verarbeitungsprodukt handelt, nicht mehr um einen ursprünglichen Nahrungsstoff.

Die zweite, natürliche und „urtümliche" Alternative für eine maßvolle Cholinanreicherung unserer täglichen Kost ist die Bierhefe. Hier haben wir einen ganzheitlichen Wirkstoffkomplex vor uns, der bereits in so reichem Maße Cholin enthält, daß er durchaus nicht in seiner Ganzheit zerstört werden muß, um diese spezielle Wirksubstanz daraus zu isolieren und zu konzentrieren.

Zieht man die Erfahrung der Wissenschaft in Betracht, daß offenbar vor allem das Cholin in naturnaher Verabreichung direkt auf den Gehirnstoffwechsel einzuwirken vermag, so wird man diesen Gesichtspunkt sicher nicht hoch genug einschätzen können.

Welch unerhörten Vorzug eine derartige Form der Cholinversorgung bietet, zeigt sich auch an einer Einzelbeobachtung, auf die der bekannte Ernährungswissenschaftler Paavo Airola hinwies: „Längere Einnahme von isoliertem Cholin in hoher Dosierung kann einen Mangel an Vitamin B 6 verursachen. Deshalb sollte Cholin immer zusammen mit anderen B-Komplex-Vitaminen eingenommen werden".

Bei Bierhefe wird dieser Forderung auf natürlichste und wirkungsvollste Weise Rechnung getragen.

Heute handeln!

Um beurteilen zu können, von welche entscheidender Bedeutung eine solche praktische Kenntnis unserer lebendigen Nahrungsmittel – und besonders eines ihrer potentesten Vertreter, des „Superlebewesens" Bierhefe – ist, muß man sich an die zuvor dargestellten neuesten Resultate der wissenschaftlichen Hirnstoffwechsel-Forschung erinnern. So z.B. an das Urteil des New Yorker Psychiaters Dr. Barry Reisberg, der in seinem Standardwerk zu den Hirnleistungsstörungen davon spricht, daß „die Möglichkeit der Verwendung natürlicher diätetischer Substanzen bei der Behandlung der Alzheimerschen Krankheit bereits beträchtliche Aufregung" in der Fachwelt verursacht habe, und es durchaus gerechtfertigt sei, „optimistisch die Zeit zu erwarten, wenn die Alzheimersche Krankheit hauptsächlich durch geeignete Nahrungsaufnahme behandelt werden kann."

Wer wollte jedoch schon angesichts der Schwere des Leidens in Ruhe abwarten, bis sich die Medizin dazu durchgerungen haben wird, diese neuen Einsichten auf breiter Front zu akzeptieren?

Eine gewisse Vorsicht und Zurückhaltung steht dem Wissenschaftler sicher gut an; in der Lebenspraxis wird man jedoch danach streben, sofort die nötigen Vorbeugungs- und Heilungsmaßnahmen zu ergreifen.

Zu den konkreten Hilfsmitteln, über die auch der Laie schon heute problem- und gefahrlos verfügen kann, gehört der regelmäßige Einbezug betont cholinhaltiger Nahrung in die tägliche Kost.

Als Quelle hierfür bietet sich – wie wir gesehen haben – neben Lecithin vor allem die Bierhefe an. Sie ist als Stoffwechselelixier ersten

Ranges bekannt und spendet in ihrer cellulär-flüssigen Form nicht nur den Baustein Cholin weitestgehend naturbelassen und ohne chemische Aufbereitung, Extraktion etc. Sie enthält darüber hinaus auch eine Fülle spezifischer Begleitsubstanzen (B-Vitamine, Eiweiß, Enzyme, Spurenelemente), welche den Stoffaustausch im Gehirn zusätzlich unterstützen und dies beispielsweise auch über die Förderung des Leberstoffwechsels.

Bierhefe
das „störrische Wunderlebewesen"

Wie die Wissenschaft dem Menschen eine „Hirnnahrung" ganz besonderer Art erschloß

Im Verlaufe unserer Betrachtungen zum Thema Hirnleistungsstörungen führt uns der Erkenntnisweg unterschiedlichster medizinischer Fachrichtungen immer aufs neue zu einer der „tiefgründigsten" Nahrungssubstanzen, welche der Mensch je für sein gesundheitliches Wohlergehen dienstbar gemacht hat, der vitalstoffreichen Brauereihefe.

Die Bierbrauer der vergangenen Jahrtausende (denn so lange schon weiß man dieses pflanzliche Lebewesen zu nutzen) hatten von Anbeginn ihre liebe Mühe mit den unberechenbaren und für die Gärung unerläßlichen Kleinorganismen. Richtig unter Kontrolle brachten sie ihre „wichtigsten Mitarbeiter" so recht erst gegen Ende des vergangenen Jahrhunderts, als es dem dänischen Botaniker Emil Christian Hansen (1842–1909) gelang, relativ homogene und deshalb „beherrschbare" Stämme in „Reinkulturen" zu züchten – darunter auch die eigentliche Bierhefe (Saccharomyces carlsbergensis), deren Bedeutung weit über den technologischen Bereich der Bierbereitung hinausweist und die in der Heilkunde einen anerkannten Platz erobert hat.

Auch in der medizinischen und ernährungswissenschaftlichen Forschung gab die Bierhefe dabei lange Zeit erhebliche Rätsel auf. Denn es schien, als würden sich diese Einzeller mit großangelegten Experimenten nicht zu Leibe rücken lassen: da frische Bierhefe schnell verdarb, wäre es zur gründlichen Erforschung vor allem der direkten Bierhefewirkungen eigentlich nötig gewesen, die Forschungslabors oder Krankenstationen in die Brauereien zu verlegen – eine Referenz, die man auch dem vielbewunderten Vitamin-B-Spender und Volksheilmittel nun doch nicht erweisen wollte und konnte.

So verfiel man auf den bequemen Ausweg der Hitzetrocknung. Auf diese Weise bekam man größere Mengen haltbarer und problemlos handhabbarer Hefe in die Labors oder wo immer man sie haben wollte.

Und in dieser „pflegeleichten" Verabreichung war die Bierhefe dann tatsächlich an einer Reihe bedeutender Entdeckungen der modernen Ernährungswissenschaft beteiligt, von denen wir hier nur zwei herausgreifen möchten:

- Sie erwies sich z.B. vor Entdeckung und Isolierung der meisten Vitamine und Spurenelemente als „Überlebensfaktor X", der Legionen von Labor-Versuchstieren davor bewahrte, bei ausgeklügelten synthetischen Diäten an Krankheiten und Mangelernährung zugrunde zugehen. Bekannt sind heute noch die diesbezüglichen Forschungen Professor Kollaths, mit denen er die Fundamente für die gegenwärtig immer populärer werdende vitalstoffreiche Vollwertkost legte.
- In den Südstaaten der USA rettete die großzügige öffentliche Verteilung von Bierhefe gar im „Menschenversuch" Tausende von Kranken vor dem sicheren „Roten Tod", also der in ärmlichen Landstrichen gefürchteten Pellagra (einer Vitamin-B-Mangelkrankheit).

Trotzdem: Bei all diesen Versuchen hatte es die Forschung nur mehr oder weniger mit einem Schatten des ursprünglichen, vitalen Organismus Bierhefe zu tun. Der „Ausweg" Hitzetrocknung war in vieler Hinsicht eben doch nur eine Sackgasse. Denn es stand für jeden Kenner außer Frage, daß man den vollen Reichtum dieser Natursubstanz nur würde ausschöpfen können, wenn es gelänge, ihre Inhaltsstoffe ungeschmälert durch schonende Verarbeitung zu bewahren.

Dessen war sich auch der Arzt und Psychiater Dr. Honekamp bewußt, von dessen Forschungen weiter oben bereits ausführlich berichtet wurde. Da es zu seiner Zeit (Anfang der 30er Jahre) keine brauchbare Bierhefe-Aufbereitung für die Therapie gab, wählte er einen Kompromiß, indem er die Hefe bei möglichst geringen Temperaturen an der Luft trocknen ließ.

So ganz befriedigen konnte jedoch auch diese Lösung nicht. Stellt doch das flüssige Medium den natürlichen Nährboden dar, in dem sich das Leben – und dies heißt praktisch nichts anderes als Wirkstoffanreicherung – der Hefezelle abspielt. Nur hier gedeihen und erhalten sich alle ihre Komponenten in frischer und verfügbarer Weise.

Eine solche grundlegende Einsicht lag beispielsweise auch den bemerkenswerten Versuchen des tschechoslowakischen Forschers Laznicka zugrunde. Diesem Kliniker gelang es während der 50er Jahre in ausgedehnten Behandlungsreihen mit insgesamt gut tausend Patienten auch schwerste Formen von Leberleiden (einschließlich vieler nach herkömmlichem Urteil „hoffnungsloser Fälle") zuverlässig zu heilen – und zwar allein mittels jeweils frisch angelieferter Bierhefe, die er an Ort und Stelle nach einem improvisierten Verfahren „zerstäubte".

Doch so überzeugend die Resultate auch ausfielen: Der Umgang mit der frischen Bierhefe erforderte einen unerhörten Aufwand und Sachverstand, so daß Laznickas bedeutenden Erkenntnissen eine Breitenwirkung schließlich versagt blieb, da niemand sich die Mühe machen wollte, die Versuche originalgetreu nachzuvollziehen.

Fast hätte man also meinen können, die Hefezelle triumphiere auch über ihre größten „Fürsprecher" und Bewunderer und behielte einen Rest von Geheimnis auf Dauer für sich – hätte nicht „seine Majestät der Zufall" in der Universitätsstadt Halle auf wirkungsvolle Weise eingegriffen. In aller Stille und überdeckt durch die Ereignisse des 2. Weltkriegs hatten dort nämlich zwei Persönlichkeiten unterschiedlichsten wissenschaftlichen Interesses und Herkommens einen erfolgreichen Anlauf genommen, den vitalen Hefe-Kleinorganismus zu bändigen und ihm den ganzen Schatz aller seiner Talente zu entlocken. Es war diesmal kein Geringerer als Prof. Emil Abderhalden (1877–1950), weltbekannter Physiologe sowie die „Vitamin- und Eiweißkapazität" seiner Zeit – der Theoretiker. Zu diesem gesellte sich als kongenialer Partner mit Heinrich Metz (1899–1988) ein erfahrener Agrarexperte von der Landwirtschaftlichen Fakultät der Universität Halle – der Praktiker.

Prof. Abderhalden benötigte unbedingt eine hochwertige Bierhefe, weil er erkannt hatte, welch segensreiche therapeutische Möglichkeiten deren Wirkstoffe für die Behandlung von Stoffwechselleiden boten (wobei ihm die Zuckerkrankheit besonders am Herzen lag). Heinrich Metz seinerseits hatte in den 30er Jahren bei Fütterungsversuchen mit Brauereihefe ganz erstaunliche Resultate erzielt und betrachtete es als seinen Hauptehrgeiz, diesen kostbaren Stoff möglichst wertschonend und nicht-denaturiert für die menschliche Ernährung nutzbar zu machen.

Als Ergebnis dieser glücklichen Fügung, welche die richtigen Personen zur richtigen Zeit am richtigen Ort versammelte, kam es schließlich zur Entwicklung einer stabilisierten, cellulär-flüssigen Hefeaufbereitung. Dieses sogenannte Metz-Verfahren brachte das Kunststück zuwege, die Bierhefe während eines überschaubaren Zeitraumes (mehrere Monate) schonend zu konservieren und damit das ganze Spektrum wertspendender Inhaltsstoffe für Therapie wie für Ernährungspraxis bereitzustellen.

Jetzt erst konnte man davon sprechen, das „störrische Wunderlebewesen" auch wirklich im Griff zu haben – eine „Zähmung", die sich bis zum heutigen Tag als äußerst wirkungsvoll bewährt hat und so jedermann die Möglichkeit eröffnet, am „sprudelnden Vitalstoffquell aus dem Gärbottich" teilzuhaben und sich mit dieser ganzen Fülle an Stoffwechselbausteinen insbesondere auch eine „Hirnnahrung" par excellence zu erschließen (16).

Kleiner Leitfaden
zur Erhaltung von Gedächtnis und Intelligenz

Hüten Sie sich vor allzu unbedachtem, regelmäßigem Alkoholgenuß!

Damit ist nicht gemeint, daß ganz auf geistige Getränke verzichtet werden müßte. Wohl aber sollte man den sprichwörtlichen „guten Tropfen" durchaus buchstäblich nehmen und sorgloses Gewohnheitstrinken vermeiden.

Alkoholika sind beispielsweise keine Einschlafhilfen und keine Antworten auf Lebensprobleme. Ein wirkliches Genußmittel sind sie darüber hinaus auch nur, wenn sie zu besonderen Anlässen aufgespart werden.

Für den alternden Menschen ergeben sich sonst zweifellos weitreichende Risiken. Denn jedes Glas Wein oder Bier erhöht z.B. den Bedarf an B-Vitaminen. Und gerade hier weisen nach allen neueren wissenschaftlichen Studien besonders die Senioren ohnehin schon ausgeprägte Defizite auf, wobei die Wirkstoffe dieser Gruppe (B-Komplex) bei Experten geradezu als „Vitamine des Gehirns" gelten und für die geistige Leistungsfähigkeit und Gedächtniskraft von ganz entscheidender Bedeutung sind.

Und vergessen Sie nicht: Auch Übergewicht macht den Gedankenflug träge. In gleicher Weise „frißt" hoher Blutdruck die grauen Zellen geradezu auf, beschleunigt deren Abbau, wie neueste medizinische Forschungen zeigen konnten.

Essen Sie vollwertig und frischkostreich!

...und vielleicht auch vegetarisch. Das menschliche Gehirn ist ein extrem nährstoffhungriges Organ. Es bedarf nicht nur der Energie (Kohlenhydrate), sondern ständig einer regen Zufuhr von Spurenstoffen.

Eine Gewähr dafür, daß wir wirklich alle für das Gehirn notwendigen Substanzen zugeführt bekommen, bietet allein die „Naturkost": die Ernährung also, welche die Natur dem Menschen als wesenhaft zugedacht hat. Und dies sind im wesentlichen pflanzliche Nahrungsmittel (denn Fleisch vermag der Mensch ohne von ihm selbst erdachte Zubereitungsweisen nicht direkt zu verzehren), wie sie der Boden hervorbringt, soweit wie möglich naturbelassen und unverändert.

Literatur zu einer derartigen Frischkost- und damit vitalstoffreichen (oft auch tierisch eiweißfreien) Vollwertkost gibt es inzwischen zur Genüge, man denke nur an die Standardwerke von Bircher-Benner, Prof. Kollath, Are Waerland oder Dr. M. O. Bruker.

Bereichern Sie den Speisezettel um natürliche Vitalstoffkonzentrate!

Schon der „Durchschnittsbürger im besten Alter" leidet oft unter verborgenen Entbehrungen: einem unbemerkten Vitalstoffhunger, dem Mangel an werthaltigen Wirkstoffen in unserer Nahrung.

Hinzu kommt, daß inzwischen zweifelsfrei feststeht, „daß der Vitaminbedarf in höheren Jahren nicht geringer, sondern größer wird" (Prof. J. Somogyi, Universität Zürich).

Vor diesem Hintergrund erklärt sich die Schlüsselrolle, die besonders wirkstoffhaltigen Lebensmitteln heute zukommt. Wir haben gesehen, wie das ganzheitliche Lebensmittel flüssige Bierhefe, naturnah aufbereitet, durch die Vielzahl von „stoffwechselkompetenten" Inhalten immer wieder ins Blickfeld aufgeschlossener Forscher und Kliniker geriet. Ein solches natürliches Vitalstoffkonzentrat festigt und verbreitet das Fundament für eine optimale Nährstoffversorgung des Menschen – eine der Grundvoraussetzungen für eine dauerhafte und „strapazierfähige" Gesundheit.

Lesetip: Viele Hinweise zu besonders nützlichen Ernährungsbausteinen aus der Natur können Sie unserer folgenden Neuerscheinung entnehmen: N. Messing: **Lebensmittel als Arznei** *(144 Seiten, EUR 9,60). Siehe auch die Buchhinweise im Anhang.*

Sorgen Sie für eine gute „Entgiftung"!

Vieles spricht dafür, daß auch zunehmende Probleme bei der Giftausscheidung (Umwelteinflüsse und Stoffwechsel) von einiger Bedeutung für die Erhaltung unserer intellektuellen Frische ist.

Als Indiz hierfür kann der Umstand gelten, daß immer wieder Stimmen laut werden, die von einem Zusammenhang zwischen der Alzheimer-Krankheit und einer schleichenden Aluminiumvergiftung sprechen. Eine englische Studie wies vor einigen Jahren nach, daß erhöhte Aluminium-Werte im Trinkwasser offenbar das Risiko vergrößern, an dieser gravierenden Form der Hirnleistungsstörungen zu erkranken („The Lancet"). Ähnliche Beobachtungen hat man auch in Norwegen gemacht (Prof. Flaten, Universität Trondheim). Außerdem ist bereits seit längerem bekannt, daß Gehirne von Alzheimer-Kranken überdurchschnittlich hohe Einlagerungen an Aluminium aufweisen. Weitere Anzeichen für die Beteiligung von Umweltgiften am Krankheitsgeschehen gibt es im Hinblick auf organische Lösungsmittel wie sie beispielsweise in Farben oder Klebstoffen vorkommen: wer beruflich viel mit solchen Giften umgeht, trägt ein höheres Erkrankungsrisiko.

Es ist also ratsam, sich so wenig wie möglich den zahlreichen problematischen Umweltchemikalien oder toxischen Schwermetallen auszusetzen. Ganz aus dem Weg gehen kann man diesen Stoffen jedoch natürlich nicht. Prof. Beyreuther (Heidelberg), ein international führender Alzheimer-Forscher, kommt deshalb auch auf seinem Spezialgebiet zu der Schlußfolgerung: „Die beste Therapie ist die Vorbeugung". Hierzu empfiehlt er vorrangig, den schädlichen Auswirkungen der Umwelteinflüsse auf Zellen, Gewebe und Stoffaustausch durch sogenannte Zellschutzstoffe entgegenzuwirken, wobei Vitamine und vor allem Spurenelemente wie das Selen eine Rolle spielen. Diese Hinweise sind in unserem Zusammenhang hochinteressant, da beispielsweise hinsichtlich des Selens sich die Bierhefe als geeignetste Quelle erwiesen hat und das Brauereinebenprodukt in Fachkreisen überhaupt als „das beste natürliche Lebensmittel gegen Umweltgifte" (Paavo Airola) gilt.

Hilfreich bei der Entgiftung sind auch weitere „Spezialisten" wie der Knoblauch, Zwiebeln und Lauch sowie – was vielleicht weniger bekannt ist – die Kohlarten (von Brokkoli bis Weißkohl). Alle diese Gemüse sollten möglichst roh, frisch und unbehandelt verzehrt werden.

Kommen Sie regelmäßig aus der Puste!

Eine besondere Eigentümlichkeit des menschlichen Gehirns ist folgende: „Es unterscheidet sich von allen anderen Teilen unseres Leibes durch seine völlige Unbeweglichkeit" (S. Pressel).

Um so mehr ist es jedoch auf den übrigen Organismus angewiesen, beispielsweise auf ein intaktes Kreislaufsystem, das ihm genügend Nährsubstanzen und Sauerstoff zuführt.

In diesen Punkten sieht es jedoch bekanntlich nicht besonders gut aus. Wie wir gesehen haben, ist es um die Nährsubstanzen nicht selten schlecht bestellt. Dasselbe trifft auf die Sauerstoffversorgung zu, was im wesentlichen auf falsche Bewegungs- und Atemgewohnheiten zurückgeführt werden kann (wissenschaftlich: „zivilisatorisches Immobilitätssyndrom"; vulgo: Bequemlichkeit und Trägheit).

Gerade der Stoffwechsel, also der Austausch von lebensnotwendigen Substanzen, wie er zur Aufrechterhaltung der Körperprozesse notwendig ist, hat sich jedoch im Laufe unserer Ausführungen als jener Ort erwiesen, an dem sich unsere geistige Gesundheit und Leistungsfähigkeit entscheidet.

Diese Einsicht eröffnet uns damit – neben der bewußten wirkstoffreichen Ernährung – eine weitere Quelle für einen „klaren Kopf", und zwar die körperliche Bewegung in Form regelmäßiger Dauerbeanspruchung.

In welcher Weise nun wirkt der Ausdauersport auf unser Gehirn?

Er schafft einerseits die Voraussetzungen dafür, daß das Zentralorgan optimal mit den erforderlichen „Betriebsstoffen" versorgt wird. Herz und Kreislauf werden gekräftigt und das Vermögen unserer Lungen, Sauerstoff aufzunehmen, wächst. Im Blut nun reichert sich dieser Sauerstoff an und durch die Muskelbeanspruchung und Aktivität kommt es auch in den Geweben, Organen – und hier vor allem im Gehirn – sowie in den Zellen zu einer wirkungsvolleren Ausnutzung des Sauerstoffangebotes.

Gleichzeitig wird die Nebennierendrüse zu stärkerer Hormonausschüttung angeregt, ein Effekt, der in fortgeschrittenen Jahren ebenfalls erwünscht ist.

Zahlreich sind in der Literatur die Hinweise darauf, daß eine sportliche Betätigung – vornehmlich der Langlauf als neben dem Wandern und Gehen „natürlichste Bewegungsform des Menschen" (Prof. Klaus Jung/Mainz) – Verstimmungszustände bessert oder ganz zum Verschwinden bringt.

Wie wissenschaftliche Untersuchungen gezeigt haben (T. Kostrubala, J. Greist u.a.), erweist sich ein gezieltes Lauftraining bei leichten bis mittleren Depressionen als den herrschenden Psychotherapien durchaus ebenbürtig. Dies mag damit zusammenhängen, daß das Laufen in der rhythmischen Abfolge der Bewegungen ausgleichend und entspannend wirkt.

Sehr zuverlässig belegt ist auch das Phänomen der sogenannten „Läufer-Euphorie": im Gehirn werden beim Dauerlauf Eiweißsubstanzen ausgeschüttet, die stimmungsaufhellend wirken – eine besonders im Alter hochwillkommene Nebenerscheinung, die den Menschen sehr darin unterstützt, sich seinen Lebensabend aktiv, unabhängig und selbstbewußt einzurichten.

Sport ist darüber hinaus – ein Aspekt, der heute erstaunlicherweise fast in Vergessenheit geraten ist – ein Stück Bedürfnisbefriedigung, stillt er doch den uns allen angeborenen vitalen Bewegungstrieb.

Sehr erwünscht ist es auch, daß im Zusammenhang mit dem Training Nervosität und Aggressivität gemildert werden. „Gute" Eigenschaften und nicht nur für Senioren wertvolle Tugenden werden unterstützt, so z.b. die Geduld, seelisch-geistige Stabilität, Willenskraft, Zufriedenheit, Fähigkeit zur Entspannung. Sehr willkommen ist sicherlich die regelmäßig zu beobachtende Verbesserung des Schlafes, ein Faktor, der erheblich zur Lebensqualität im Alter beiträgt.

Ganz konkret steigert sich die Konzentrationsleistung und die Reaktionszeit bei regelmäßiger Ausübung einer Ausdauersportart. Überhaupt setzt die sportliche Betätigung einen unerhört segensreichen Kreislauf in Gang: „Aktivität löst Aktivität aus" (Dr. Dieter Kleinmann), d.h. die Aktivierung der Hirnfunktionen führt zu einem aktiveren Leben und dieses wiederum fördert und entfesselt zuvor schlummerndes geistiges Potential, was sich dann seinerseits in Eigeninitiative und neuen tätigen Werken äußert.

Übrigens – es muß nicht schweißtreibender Dauerlauf sein: Regelmäßige Gymnastikübungen bringen den Kreislauf, die Muskeln und das Gehirn ebenfalls in Schwung.

Bewegungsmuffel altern rasant

Einer der zentralen Effekte der sportlichen Ausdauerbetätigung betrifft ihren bremsenden Einfluß auf den Alterungsprozeß.

Unter der Einwirkung einer ungesunden Lebensführung altern wir vorzeitig, und viele Prozesse, die den organischen Alterungsvorgang ausmachen, werden durch Ausdauersport gestoppt:

- Im Alter nimmt die Zahl der roten Blutkörperchen üblicherweise stetig ab. Nicht so bei disziplinierten Ausdauersportlern: bei diesem Personenkreis wird der Trend geradezu umgekehrt.

67

- Alter und Immobilität führen zu einer gefürchteten Entkalkung der Knochen (Osteoporose). Sportliche Betätigung wirkt dieser Entwicklung entgegen.
- Je älter wir werden, desto schwerfälliger wird unser Immunsystem. Dieser allgemeine medizinische Erfahrungssatz ist jedoch kein Naturgesetz, wie man aus Untersuchungen gerade zum Ausdauersport ablesen kann. Die regelmäßige körperliche Beanspruchung (allerdings ohne übermäßigen Ehrgeiz betrieben) kräftigt vielmehr den lebenswichtigen Regelkreis unseres Abwehrsystems, und dies besonders erfolgreich im fortgeschrittenen Lebensalter.
- Alter ist im buchstäblichen Sinne gekennzeichnet durch eine allmähliche „Erkaltung". Die Körpertemperatur nimmt leicht ab. Beim Sport hingegen erwärmt sich der Körper und kann unmittelbar nach einem Langlauf ohne weiteres etwa 40°C erreichen (Dr. Dieter Kleinmann). Da man weiß, daß Fieber die Abwehrleistung u.a. gegen Krebszellen verbessert, wird sogar diskutiert, ob es sich bei dieser regelmäßigen „Überwärmung" nicht um ein natürliches Prinzip körpereigener Krebsabwehr handelt.

Die sogenannten Alterserscheinungen, dies kann man aus allen diesen Erkenntnissen schließen, sind in der Tat oft nur Ergebnisse unserer körperlichen Bequemlichkeit. Regelmäßiges Training zusammen mit einer bewußten Lebensführung und vor allem der gesunden, wirkstoff- und frischkostreichen Ernährung sind dazu geeignet, uns „biologisch" erstaunlich jung zu erhalten.

Es ist übrigens selten zu spät, damit anzufangen. Dies zeigte eine Testreihe der Deutschen Sporthochschule Köln mit Männern zwischen 55 und 70 Jahren. Diese hatten lange keinen Sport getrieben. Zu Beginn des Versuchs wurde die Herz- und Kreislaufleistung der Teilnehmer gemessen anschließend absolvierte die Gruppe mehrmals wöchentlich ein leichtes Ausdauertraining.

Die Resultate am Ende dieser Testreihe waren verblüffend: Durchschnittlich konnte ein „Verjüngungseffekt" von 20 Jahren festgestellt werden, d.h. die Laborwerte eines 65jährigen aktiven Seniors entsprachen nunmehr dem durchschnittlichen Status eines Mittvierzigers!

„Geistig jung bleiben" heißt also auch körperlich aktiv sein. Wie dies geschehen könnte, dazu im folgenden ein kleiner Trainingsvorschlag.

Aufbautraining nach Prof. Jung

Ein langsamer, allmählicher Trainingsaufbau ist auf jeden Fall bei ungeübten Personen unabdingbar. Zu hohe Anforderungen zu Beginn der sportlichen Betätigung wirken entmutigend. Darüber hinaus können sie aber auch Herz und Kreislauf übermäßig belasten und zu Beschwerden an Sehnen, Muskeln und vernachlässigten Gelenken führen.

So könnte nun ein kleines, persönliches Programm zur Fitness-Steigerung konkret aussehen (die Dauer einer jeden Trainingseinheit beläuft sich auf 30 Minuten):

Die erste Woche:

1. Phase: Wir beginnen mit leichtem Traben, jeweils nur ca. 30 Sekunden, abwechselnd mit jeweils 3 Minuten Gehen.
2. Phase: Wir verdoppeln die Trab-Dauer auf etwa 1 Minute, legen aber immer wieder Gehpausen von 3 Minuten ein.
3. Phase: Nun wechseln sich bereits 3 Minuten Traben und 3 Minuten Gehen gleichberechtigt miteinander ab.

Die zweite Woche:

4. Phase: Wir muten uns nun schon zu, 12–14 Minuten an einem Stück zu laufen, legen danach eine Gehpause von 3 Minuten ein und laufen anschließend locker in einem langsamen Dauerlauf von 12–14 Minuten aus.

Die dritte Woche:

5. Phase: In aller Regel ist der Übende nun bereits in der Lage, die ganze Strecke beziehungsweise die reservierte halbe Stunde ohne jede Gehpause zu durchlaufen. Je nach momentaner Verfassung lassen sich jetzt die Laufgeschwindigkeit oder die Wegstrecke steigern, wobei man jedoch immer noch beachten sollte, sich nicht zuviel zuzumuten.

Und schließlich noch ein Tip: es gibt viele Umstände, die ein regelmäßiges Üben unmöglich machen (z.B. Erkältungen). Nach einer solchen längeren Trainingsunterbrechung sollte nach Möglichkeit wieder neu aufgebaut werden – allerdings kann dies dann in rasanterem Tempo geschehen als oben beschrieben.

Bringen Sie Ihr Gehirn auf Trab!

„Wer rastet, der rostet" – dies gilt in besonderer Weise auch für unsere Gedächtniskräfte und das Konzentrationsvermögen. Immer wieder stellen Wissenschaftler fest, daß sich gerade die geistigen Funktionen genauso gut trainieren und ausbilden lassen wie unsere Muskulatur – ein Umstand, den sich besonders alternde Menschen mit der notwendigen Disziplin (und der sich durch die Erfolge einstellenden Freude) zunutze machen sollten.

Für solche bewußten Bemühungen hat man den etwas modischen Begriff des „Gehirnjogging" geprägt. Neuerdings spricht man auch, etwas weniger eingängig aber wohl treffender, von „kognitivem Training".

Trainingsfelder sind z.B. die Pflege „geistiger Steckenpferde" in Verbindung mit einem aktiven Austausch mit Gleichgesinnten.

All dies ist „wissenschaftlich gesichert". Auf einem Internisten-Kongress in Hannover, an dem 700 Fachleute aus der ganzen Welt teilnahmen, kam man auf der Grundlage einer Analyse von 80.000 Lebensläufen hochbetagter Menschen zu den eindringlichen Empfehlungen: Ve r m i e d e n w e r d e n sollte das sogenannte süße Nichtstun („denn Organe, die nicht benützt werden, verkümmern", Prof. Thomas). G e s u c h t w e r d e n sollte die Auseinandersetzung mit dem aktuellen Tagesgeschehen, durch das Lesen von Zeitungen und Büchern, das Hören von Radiosendungen. Kino- und Theaterbesuche gehören ebenso zu dieser aktivierenden geistigen Hygiene wie alle Arten von Reisen mit bildendem Charakter.

Wer genug Freizeit hat, kann die umfangreichen Angebote der Volkshochschulen wahrnehmen (oder gegebenenfalls auf einem Spezialgebiet sogar eigene Kurse anbieten) und sich beispielsweise eine neue

Sprache aneignen. Man hat festgestellt, daß Menschen, die im fortgeschrittenen Alter nochmals oder erstmals ein Studium aufnahmen, eine bessere Gesundheit aufwiesen als passive Altersgenossen (so eine Untersuchung der Universität Oldenburg).

Inzwischen gibt es eine eigene Fachrichtung, die sich des „Denktrainings für ältere Menschen" angenommen hat, mit detailliert ausgearbeiteten Übungsprogammen (17), und es werden verschiedentlich sogar Gehirnjoggingkurse angeboten, so z.B. in der Fachklinik Klausenbach oder der Psychiatrischen Universitätsklinik Erlangen.

Zu diesem Punkt wollen wir hier noch einige Anregungen anfügen: Wie auf dem körperlichen Sektor, so neigt der (moderne) Mensch auch im geistigen Bereich leicht zu Immobilität, worin er heute besonders durch das Medium Fernsehen bestärkt wird. „Geistige Immobilität" heißt dabei ganz einfach, daß wir uns ausdauernd auf den gewohnten Bahnen des Denkens bewegen und uns keine neuen „Reviere" erobern.

Unser Gehirn ist jedoch ein nahezu unerschöpfliches Reservoir an Möglichkeiten; wir können im Gegensatz zur äußeren Welt unsere Innenwelt beliebig bereichern, bunt ausgestalten, interessant machen und quasi aus einer eintönigen Wüste blühende Gärten zaubern.

Allerdings: dies ist mit einer nicht unbeträchtlichen Anstrengung verbunden – ein jeder, der sich beispielsweise eine zusätzliche Fremdsprache angeeignet hat, kann davon ein Lied singen.

Jede neue geistige Herausforderung erweitert mühevoll in unserem Gehirn die Infrastruktur: diese bewußte Anstrengung macht entfernte, zuvor abgelegene Orte zugänglich und vergrößert damit das Reich unserer Innenwelt und deren Schätze. Die Wissenschaft hat diesen Erfahrungszusammenhang voll bestätigten können. Denn die Zahl der aktiv genutzten und aktuell zugänglichen Impulsbahnen und Schaltstellen im Gehirn ist in jedem Lebensalter abhängig von der Einübung neuer Denkmuster und neuer Inhalte. Auch hier gilt also: Aktivität löst Aktivität aus!

Doch irgendwann muß man den ersten, bewußten Schritt tun, dem dann andere, versiertere folgen können. Deshalb haben wir im folgenden zwei grundlegende Übungsvorschläge zur Stärkung des Gedächtnisses – also für die Eroberung neuer Inhalte für unser Innenleben – zusammengestellt. Diese kleinen Tips können von Ihnen beliebig variiert und mit der entsprechenden Literatur erweitert werden.

Bilder haften – Begriffe verschwimmen

Wem ist es nicht schon einmal passiert: man möchte unterwegs einige Besorgungen machen, ist jedoch in Eile und hat vergessen, sich die einzelnen Dinge aufzuschreiben. Mancher wiederholt nun die kleine Liste einige Male in der Hoffnung, sie dauerhaft einprägen zu können – um schließlich im Geschäft festzustellen, daß ihm die Hälfte wieder entfallen ist.

Das Zauberwort, das mit einem Schlag und – bei regelmäßiger Übungspraxis – hier dauerhaft Ihre Gedächtnisleistung verbessern helfen wird, heißt „**Visualisierung**": machen Sie sich also ein Bild von den Dingen, die Sie gerne erinnern möchten.

Nehmen wir einmal an, Sie müssen Batterien, einen Haushaltsreiniger, Äpfel und Butter besorgen. Versuchen Sie nun nicht, sich krampfhaft die Liste dieser Waren einzuprägen. Stellen Sie sich vielmehr das Ganze vor, wie es im Einkaufskorb angeordnet liegt. Also links eine Batterie, z.B. in grellem Grün, daneben der Haushaltsreiniger in weißer Tube sowie rotbäckige Äpfel und schließlich die Butter, auf deren Silberfolie eine grasende, glückliche Kuh abgebildet ist. Sie werden während der Praxis der Visualisierung sehr schnell merken, daß Sie dadurch sicherer werden und Ihr Selbstvertrauen wie auch das Vorstellungsvermögen wächst.

Und bedenken Sie, daß es sich hier nicht einfach um einen „Trick" handelt, sondern um die Wiedererweckung der ursprünglichen Orientierungshilfe, welche unsere Einbildungskraft darstellt. Denn das Denken in Bildern ist dem Menschen angemessen; abstrakte Begriffe haben wohl ihre Berechtigung und sind zur Verständigung notwendig – sie müssen jedoch nicht auf allen Gebieten unseres alltäglichen Handelns dominieren. Mit dem Visualisierungen eröffnen wir uns eine jugendliche Kraftquelle der Phantasie und erweitern unseren inneren Reichtum und die Farbigkeit unseres Empfindens.

Verpönt, doch unersetzlich: das Auswendiglernen

Eigenartigerweise gibt es in den unzähligen Büchern zum Gedächtnistraining kaum je konkrete Übungen, Beispiele und Anregungen für das Auswendiglernen (denn gerade hier hat es keinen Sinn, wahllos vorzugehen). Wahrscheinlich scheut man sich davor, den Lernenden durch ein solches unpopuläres Ansinnen gleich abzuschrecken. Und doch haben wir in dieser Übung das A und O einer jeden „geistigen Hygiene" vor uns: das Auswendiglernen verbessert die Konzentration, stärkt den Willen, zwingt zur Wiederholung (dem Kernstück der Wissensaneignung) und erweitert den aktiven Wortschatz.

Und schließlich kann diese einfachste Form der Gedächtnisübung auch Freude machen, wählt man nur die Gegenstände richtig und angemessen aus. Überdies werden wir uns ganz nebenbei während dieser Tätigkeit bilden und so auf kreative Art Unterhaltung und Wissen verbinden. Sehr motivierend und in vieler Hinsicht außerordentlich hilfreich und empfehlenswert ist dabei das Lernen von Gedichten. Wir haben hier die notwendige knappe, komprimierte Form vor uns. Die Texte sind beziehungs- und bilderreich, sprachlich ausgeformt: wir finden viel Substanz und wenig Ballast, so daß sich die Mühe lohnt. Gedichte enthalten neben dem poetischen Zauber viel bedenkenswerte Lebenserfahrung, sie bereichern in ganz besonderer Weise unsere Innenwelt und ermöglichen es mittels der durchformten, philosophischen Distanz, das Leben um uns herum besser zu durchschauen. Und schließlich eignen sich Gedichte auch deshalb an dieser Stelle ganz vorzüglich, weil sie in Form des Reimes dem „Gedächtniskünstler in spe" gewissermaßen „Brücken bauen" und das Aneignen von Texten erleichtern.

Unsere Übungsvorschläge sind so ausgewählt, daß sich der Schwierigkeitsgrad der Aneignung allmählich steigert.

Mondnacht

Es war, als hätt der Himmel
Die Erde still geküßt,
Daß sie im Blütenschimmer
Von ihm nun träumen müßt.

Die Luft ging durch die Felder,
Die Ähren wogen sacht,
Es rauschten leis die Wälder,
So sternklar war die Nacht.

Und meine Seele spannte
Weit ihre Flügel aus,
Flog durch die stillen Lande
Als flöge sie nach Haus.

Joseph von Eichendorff (1788–1857)

Beachten Sie hierbei, welch nützliche Hilfsmittel wir mit der Visualisierung zur Verfügung haben, indem wir nämlich die von vornherein bilderreiche Sprache vor unseren inneren Auge in konkrete bildliche Vorstellungen übersetzen: Himmel und Erde als Liebespaar, die Seele als Vogel, der durch die stille Nacht gleitet usw.

O Trost der Welt

O Trost der Welt, du stille Nacht!
Der Tag hat mich so müd gemacht,
das weite Meer schon dunkelt;

laß ausruhn mich von Lust und Not,
bis daß das ewge Morgenrot
den stillen Wald durchfunkelt.

Joseph von Eichendorff

Selbstkritik

Die Selbstkritik hat viel für sich.
Gesetzt den Fall, ich tadle mich

so hab ich erstens den Gewinn,
daß ich so hübsch bescheiden bin;

zum zweiten denken sich die Leut,
der Mann ist lauter Redlichkeit;

auch schnapp ich drittens diesen Bissen
vorweg den andern Kritikküssen;

und viertens hoff ich außerdem
auf Widerspruch, der mir genehm.

So kommt es dann zuletzt heraus,
daß ich ein ganz famoses Haus.

Wilhelm Busch (1832 – 1908)

Und vom selben Autor:

Wonach du sehnlich ausgeschaut,
es wurde dir beschieden.
Du triumphierst und jubelst laut:
Jetzt hab ich endlich Frieden!

Ach, Freundchen, rede nicht so wild.
Bezähme deine Zunge.
Ein jeder Wunsch, wenn er erfüllt,
kriegt augenblicklich Junge.

Welke Rose

In einem Buche blätternd, fand
Ich eine Rose welk, zerdrückt,
Und weiß auch nicht mehr, wessen Hand
Sie einst für mich gepflückt.
Ach, mehr und mehr im Abendhauch
Verweht Erinnerung bald zerstiebt
Mein Erdenlos, dann weiß ich auch
Nicht mehr, wer mich geliebt.

Nikolaus Lenau (1802–1850)

Und vom selben Autor:

Blick in den Strom

Sahst du ein Glück vorübergehn,
Das nie sich wiederfindet,
Ists gut in einen Strom zu sehn,
Wo alles wogt und schwindet.

O, starre nur hinein, hinein,
Du wirst es leichter missen,
Was dir, und sollt's dein Liebstes sein,
Vom Herzen ward gerissen.

Blick unverwandt hinab zum Fluß,
Bis deine Tränen fallen,
Und sieh durch ihren warmen Guß
Die Flut hinunterwallen.

Hinträumend wird Vergessenheit
Des Herzens Wunde schließen,
Die Seele sieht mit ihrem Leid
Sich selbst vorüberfließen.

Und schließlich sollten wir nicht vergessen, daß es auch unsere eigenen Gedanken selbst sind, unsere Einstellungen, die uns frühzeitig altern lassen kann. In der Antike hieß es: Der Geist bewegt die Masse („mens agitat molem"), und wie der Arzt Karl Suter einmal gesagt hat, sind Optimismus, Vertrauen und Lebensmut die besten Altersversicherungen. Wagen Sie also mit Theodor Fontane (1819–1898) das Positive:

Laß ab von diesem Zweifeln, Klauben,
vom dem das Beste selbst zerfällt,
und wahre dir den vollen Glauben
an diese Welt trotz dieser Welt.

Schau hin auf eines Weibes Züge,
das lächelnd auf den Säugling blickt,
und fühls: es ist nicht alles Lüge,
was uns das Leben bringt und schickt.

Und, Herze, willst du ganz genesen,
sei selber wahr, sei selber rein!
Was wir in Welt und Menschen lesen,
ist nur der eigene Widerschein.

Schwieriger wird es, wenn der Reim als Orientierungs- und Erinnerungshilfe wegfällt, doch auch dann bilden die kraftvolle Sprache und die eindrucksvollen Bilder noch genug Möglichkeiten, sich den Text dauerhaft einzuprägen. Beginnen wir hier mit den Anfangszeilen aus den „Hymnen an die Nacht" von Novalis (Friedrich von Hardenberg, 1772–1801), in denen er die Tagesseite unsere Wirklichkeit, das „allerfreuliche Licht" preist (Orthographie wie im Original):

Hymnen an die Nacht

Welcher Lebendige,
Sinnbegabte,
liebt nicht vor allen
Wunderbescheinungen
Des verbreiteten Raums um ihn
Das allerfreuliche Licht –
Mit seinen Strahlen und Wogen,
Seinen Farben,
Seiner milden Allgegenwart
Im Tage.

Wie des Lebens
Innerste Seele
Athmet es die Riesenwelt
Der rastlosen Gestirne
Die in seinem blauen Meere
schwimmen,
Athmet es der funkelnde Stein,
Die ruhige Pflanze
Und der Thiere
Vielgestaltete,
Immerbewegte Kraft.
Athmen es vielfarbige
Wolken und Lüfte
Und vor allem
Die herrlichen Fremdlinge
Mit den sinnvollen Augen
Dem schwebenden Gange
Und dem tönenden Munde.

Wie ein König
Der irdischen Natur
Ruft es jede Kraft
Zu zahllosen Verwandlungen
Und seine Gegenwart allein
Offenbart die Wunderherrlichkeit
Des irdischen Reichs.

Dies sind nur einige wenige Beispiele. Weiteres „Übungsmaterial" wird der Interessierte, der Geschmack an dieser Form der Geistesbildung gefunden hat, leicht in Anthologien oder Werkausgaben finden.

Lesetip: Viele Anregungen dazu enthält unser Verlagswerk **„O Trost der Welt"** *(56 Seiten, EUR 5,20). Siehe auch Buchhinweise im Anhang.*

Hilfreich und motivierend ist es auch, lebens- und werkgeschichtliche Hintergründe zum jeweiligen Autor nachzuschlagen, wie überhaupt das Lexikonlesen offenbar zu den wirksamsten Formen des „Gehirntrainings" zählt. Eine solche Übung, täglich durchgeführt, verbessert nach Dr. Karl-Heinz Höfle im Alter die Aktivität des Gehirns („Medical Tribune") und führt außerdem zur cerebralen Mehrdurchblutung.

Abschließen wollen wir unsere Anregungen mit einigen Faustregeln, die für einen dauerhaften Erfolg einer solchen „Geistesbildung" unbedingt beachtet sein wollen:

Wir müssen einen bestimmten Rhythmus einhalten, einen Plan aufstellen und diesem Tag für Tag und nicht nur sporadisch folgen.

Wir sollten aktiv lernen, d.h. uns mit dem Stoff und den Ideen ständig auseinandersetzen und sie beispielsweise im Hinblick auf unsere Lebenssituation immer aufs neue durchdenken.

Wir müssen uns bewußt konzentrieren, also störende Einflüsse ausschalten und unsere Aufmerksamkeit ganz dem jeweiligen Wissensstoff zuwenden und auch diese Fertigkeit diszipliniert trainieren.

Und das Wichtigste von allem: Es muß in Fleisch und Blut übergehen, das Erworbene mehrmals zu wiederholen, damit wir es uns wirklich aneignen. Um frisch Erlerntes erst einmal zu sichern, sollte es binnen 20 Minuten wiederholt werden. Um es „mittelfristig" zu verankern, sollte man es am nächsten Tag nochmals erinnern – und dies dann nach einer Woche, einem Monat, einem Jahr wiederholen. Wir dürfen diese neuen Inhalte also nie aus den Augen verlieren, wollen wir unsere Innenwelt auf Dauer tiefgründig und weitläufig gestalten.

Ein jeder, der sich dieser Mühe unterwirft, wird jedoch finden, daß es lohnt, denn wie Arthur Schopenhauer erkannte: nicht was wir an äußerem Besitz haben oder was wir in den Augen anderer darstellen, bestimmt unser Lebensglück, sondern allein das, was der Mensch ist.

Nur diese seine innere Welt trägt er überall unausweichlich mit sich fort, und kein äußerer Glanz, keine Ablenkungen vermag eine verödete geistige Landschaft zu verzaubern.

Übrigens: Noch sehr viel bessere Trainingseffekte für die grauen Zellen bewirkt das S c h r e i b e n v o n e i g e n e n G e d i c h t e n. Probieren Sie es aus, ganz ohne Scheuklappen und falsche Bescheidenheit – und Sie stoßen vielleicht auf eine ertragreiche poetische Ader. Anlässe und Gegenstände können sowohl die großen Weltereignisse sein (sie forderten schon immer zu Kommentaren in Versen heraus) bzw. persönliche Jubiläen (Geburts- und Hochzeitstage, Neuankömmlinge in der Familie).

Oder machen Sie es wie Erich Kästner, über den 1999 (100. Geburtstag) viel gesprochen und geschrieben wurde und der hoffentlich auch zukünftig nicht nur von den Kleinen eifrig gelesen werden wird („Emil und die Detektive"): Lassen Sie sich zu jedem Monat des Jahres etwas Charakteristisches, Be-Merkenswertes einfallen oder zu Beobachtungen aus Ihrer Umgebung, wobei besonders die Ticks und Marotten der Zeitgenossen, einschließlich unserer selbst, eine unerschöpfliche Quelle bieten.

Jeder von uns hat verborgenene (geistige) Talente

Im Moment gilt ein kleiner Junge mit schwierig auszusprechendem Namen (gutes Gedächtnistraining!) als neues Wunderkind der internationalen Schachszene: Thirumurugan Tiruchelvam, Jahrgang 1985, und bald vielleicht schon jüngster Großmeister aller Zeiten.

Weshalb wir dies erwähnen?

Das Schach-Genie aus England, Sohn von Einwanderern aus Sri Lanka, unterscheidet sich praktisch in nichts als dieser Sonderbegabung von seinen gleichaltrigen Spiel- und Klassenkameraden. In der Schule fällt er allenfalls durch den – etwas ungewohnten – besonderen Eifer in Mathematik auf. Hätte er das Schachspiel nicht eher zufällig gelernt, wäre dieses besondere Talent ein Leben lang verborgen geblieben.

Solche Beispiele belehren uns über den Wert vielfältiger Anregungen, nicht nur in der Phase der Kindesentwicklung, sondern während des ganzen Lebens. Nicht jeder kann mit den schwarzen und weißen Figuren auf dem Brett virtuos umgehen. Vielleicht aber hätte er das Zeug zu einem guten Musiker gehabt, wenn man ihn/sie nur hätte ein Instrument von Grund auf beherrschen lernen?

Tausend ähnlich glückliche Fügungen sind denkbar, ob es nun handwerkliche Fertigkeiten betrifft oder künstlerische, sprachliche Hervorbringungen.

Ganz grundlegende Voraussetzungen, um geistig jung zu bleiben und die in uns angelegten Begabungen besser auszubilden, sind deshalb

- vielfältige Anregungen aus ganz unterschiedlichen Lebenskreisen, wozu insbesondere
- aktive geistige Interessen (keine Angst vor dem Betreten von Neuland!) gehören.

Hüten Sie sich dabei aber vor einer aus der Bequemlichkeit geborenen Illusion: Die vielfältigen Eindrücke sind nicht dadurch zu gewinnen, daß man vor dem Fernsehapparat sitzt und zwischen Hunderten von Kanälen hin- und herpendelt. Wir machen sie uns nur dann zu eigen, wenn wir sie mit einer wirklichen geistigen Anstrengung angehen, die Oberfläche des Denkens und der Aufmerksamkeit also nicht nur angeritzt wird. Dazu bedarf es der Ruhe, Konzentration, Sammlung – nicht der Zerstreuung durch leicht verfügbare Reizüberflutung.

A B C
der <u>bioaktiven</u>
Gehirnnahrung

Geistiger Abbau im Alter ist oft genug eine traurige, schmerzliche Realität – aber absolut keine Notwendigkeit. Der wohl berühmteste zeitgenössische Altersforscher, Dr. Leonard Hayflick (University of California, San Francisco), brachte dies auf den Punkt:

„Wir haben inzwischen erkannt, daß der Verlust der geistigen Fähigkeiten im Alter keine unvermeidliche Gegebenheit ist. Die alte Vorstellung, daß Senilität eine normale Begleiterscheinung des Alterns ist, ist einfach falsch."

Die wertvollste Unterstützung, um dem „Verlust der geistigen Fähigkeiten" mit dem Fortschreiten der Jahre Paroli zu bieten, ist die Nahrung. Bewußt ausgewählt und sachkundig kombiniert und ergänzt, wird sie so zum Jungbrunnen für das Gehirn und sorgt für einen klaren Kopf. Wie tiefgreifend dies funktionieren kann, wurde in den vorausgegangenen Kapiteln bereits an zahlreichen Beispielen gezeigt.

Die Belege aus der Praxis sind hier geradezu überwältigend. Und allmählich schließt sich auch eine lange Zeit skeptische Medizin und Ernährungsforschung der Hochschätzung „bioaktiver Gehirnnahrung" aus frischen Lebensmitteln (vorzugsweise Obst und Gemüse, Gewürzpflanzen u.ä.) sowie besonderen Nahrungsergänzungen an. Dafür sei an dieser Stelle ein amerikanischer Forscher zitiert, der nach ausgedehnten Versuchen und Tests die nachdenklichen Worte fand:

„Der Gedanke, daß das Gehirn auf so kleine Unterschiede in der Ernährung reagiert, ist merkwürdig. Das ist eine ganz neue Entdeckung" (Dr. James Penland, USA).

Nun – ganz so neu ist die Entdeckung nicht. Sie hatte sich bisher nur nicht bis in die Lehrbücher durchgesprochen.

Im folgenden schließt sich noch ein kleines Lexikon all jener Substanzen und besonders „kompetenter" Lebensmittel an, die in direkter oder indirekter Verbindung mit unserer geistigen Fitneß stehen. Auch diese Aufstellung kann für die Praxis des lebenslangen Gehirn-Trainings per Speisezettel eine Orientierungshilfe und Anleitung sein.

Vital-Nahrung fürs Gehirn
– Eine Übersicht –

Nach Vitaminen, da ist sich die Forschung inzwischen sicher, ist unser Gehirn ebenso süchtig wie nach Energie. Und ganz vorn auf der Wunschliste stehen dabei die

- **B-Vitamine** (ob nun B1, B6, Niacin oder Folsäure).
  Dies ist einer der vielen Gründe dafür, daß in der Liste der optimalen Gehirn-Nährmittel die Bierhefe – als bester natürlicher Spender des B-Komplexes – immer wieder auftaucht.

Eine zweite Gruppe von hochwillkommenen Vitaminen bilden darüber hinaus

- die **Tocopherole** (Vitamin E) und **Vitamin C** (Ascorbinsäure).
  Es handelt sich dabei um sog. Antioxidantien, denen u.a. die Aufgabe zukommt, die Gehirnzellen vor Schädigungen durch freie Radikale (aggressiven Sauerstoff) zu schützen.

Um unser Gehirn „vollwertig" zu versorgen, müssen aber noch viele weitere Komponenten hinzutreten. Aus der Vielzahl von notwendigen Steuerungssubstanzen und Bauelementen seien hier noch die Mineralstoffe (vor allem Calcium und Magnesium) sowie Spurenelemente (Zink) erwähnt. Sehr wichtig sind die Aminosäuren und spezielle Verbindungen, die zum Aufbau von Neurotransmittern gebraucht werden (Cholin u.a.). Manche Pflanzen und native, kaltgepreßte Öle mit Fett-Begleitstoffen (z.B. Lecithin) enthalten spezifische Wirkstoffe, die sich günstig auf die geistigen Funktionen auswirken, immer im Zusammenhang mit einer insgesamt gesundheitsbewußten Lebensführung (Zurückhaltung bei den Genußmitteln, körperliche Aktivität).

Aminosäuren

Der Chemismus unseres Gehirns ist äußerst komplex und diffizil, und wir nehmen durch unsere Nahrung zusätzlich massiv darauf Einfluß – ohne uns über diese Zusammenhänge im mindesten bewußt zu sein.

Dies läßt sich am besten anhand der Aminosäuren demonstrieren.

Aminosäuren sind Grundbausteine der Eiweiße. In unserem Körper haben sie darüber hinaus jedoch noch weitere lebenswichtige Funktionen. Insbesondere dienen sie als Ausgangspunkt für die Synthese von Gehirnbotenstoffen – jenen Substanzen also, die dem Gedankenflug Auftrieb verleihen oder ihn auch blockieren können.

Der Tryptophan-Serotonin-Komplex

Tryptophan ist eine Aminosäure, die besonders reichhaltig in typischer Eiweißkost (z.B. Milchprodukten) vorkommt. Unser Gehirn verarbeitet diesen Eiweißbaustein zu Serotonin, einen Botenstoff (Neurotransmitter), der beruhigt, schläfrig macht – ein Effekt, der im Falle von hohen geistig-intellektuellen Anforderungen natürlich unwillkommen ist.

Nun ist es allerdings durchaus nicht so, daß eiweißreiche Nahrung geistig träge macht. Ganz im Gegenteil: Das Tryptophan im Blut hat praktisch nur dann Chancen, die Blut-Hirnschranke zu passieren, wenn die Konkurrenz durch andere Aminosäuren nicht sehr groß ist. Deshalb ergibt sich ein in der Gehirnforschung gut belegtes paradoxes Phänomen:

Das bei uns übliche Brötchen-Marmeladen-Frühstück ist eine fast perfekte Einschlafhilfe. Große Portionen an isolierten Kohlenhydraten machen nicht geistig wach, wie die Schoko-Riegel-Anbieter dem Konsumenten jahrzehntelang weiszumachen verstanden. Sie sorgen vielmehr zuverlässig dafür, daß der Gehirn-Tryptophan-Gehalt steigt. Damit erhöht sich auch der Serotoninspiegel und breitet nach nicht langer Zeit einen Schleier der Müdigkeit über der geistigen Landschaft des Essers aus.

Wer also klaren Kopf während des Tages behalten will, steigt besser aufs morgendliche Müsli (oder eine entsprechende Zwischenmahlzeit) um. Ein solches liefert zwar auch reichlich Kohlenhydrate; diese gelangen jedoch verzögert, wohldosiert ins Blut. Das Gehirn nimmt auf diese Weise weniger Tryptophan auf und stellt die Weichen auf wache Aktivität.

Der Tyrosin-Dopamin-Komplex

Tyrosin ist eine weitere „neurokompetente" Aminosäure. Im Gehirn werden daraus die Neurotransmitter Dopamin sowie Norepinephrin und Epinephrin gebildet. Diese haben die Eigenschaft an sich, das Gehirn zur Aktivität zu stimulieren, die Aufmerksamkeit zu schärfen, uns zu veranlassen und zu ermöglichen, schneller, flexibler, energischer zu „schalten".

Anders als das Tryptophan kann Tyrosin allerdings vom Körper aus L-Phenylalanin hergestellt werden, gehört also nicht zu den essentiellen Aminosäuren.

Ascorbinsäure (Vitamin C)

Die Ascorbinsäure erweist sich für die Aufrechterhaltung einer starken, ungeminderten Hirnleistung auf zweierlei Wegen als vorteilhaft:

- Einmal sorgt seine Gegenwart dafür, daß das Blut im Bereich der kleinen Blutgefäße des Gehirns angeregter zirkuliert. Dies verbessert die Versorgung des Zentralorgans mit Sauerstoff und Vitalstoffen ganz direkt.
- Zum anderen gehört Vitamin C zu den effektivsten Radikal-Fängern überhaupt. Das Gehirngewebe ist, wie man erst seit relativ kurzer Zeit weiß, überaus anfällig gegenüber Schädigungen durch Oxidation. Stark oxidierende Substanzen (freie Radikale; reaktionsfreudige Sauerstoff-Partikel) können ganz regulär im Zusammenhang mit der Energiegewinnung in den Zellen auftreten, in Verbindung mit Abwehraktionen des Immunsystems oder durch Einflüsse von Umwelt- und Genußgiften.

Die Deutsche Gesellschaft für Ernährung empfiehlt im Hinblick auf die Ascorbinsäure als tägliche Aufnahmemenge 75 mg, eine Menge, die bereits in drei oder vier Äpfeln enthalten ist. Von seiten der orthomolekularen Medizin wird dem Verbraucher zur Verbesserung oder Aufrechterhaltung der mobilen antioxidativen Systeme und gesunder Hirnfunktionen ein ganzes Gramm oder mehr nahegelegt (L. Burgerstein). Eine Einnahme von etwa 200 mg Ascorbinsäure pro Tag oder auch etwas mehr, wie sie im Sommer 1999 führende US-Mediziner gefordert haben, dürfte sicherlich unproblematisch sein und die größten Risiken auf diesem Sektor abdecken. Dieses Quantum läßt sich allein schon durch eine Obst-Gemüse-Ernährung mit hohem Frischkostanteil unter Einbezug von Kohlgemüsen und Paprika leicht und ohne zusätzliche Nahrungsergänzung mit isoliertem Vitamin C erreichen.

Interessant sind auch ältere Studien, die vermuten lassen, daß eine betont reichhaltige Versorgung mit dem Vitamin sowohl Stimmung wie Aktivität bei älteren Personen positiv beeinflußt. Ascorbinsäure wirkt anregend, vitalisierend; jede Form der Regsamkeit an Körper und Geist wiederum fördert und stärkt uns mental, emotional und macht selbstsicherer, weniger anfällig für Depressionen. Hierbei können dann auch größere Dosierungen sinnvoll sein (Apotheke, Reformhaus), wobei wiederum gilt: wenn möglich immer Ware aus natürlichen Quellen (Acerola-Kirsche, Sanddornbeeren) bevorzugen, zumal dann, wenn sie noch zusätzliche Begleitstoffe aus den Ursprungsfrüchten enthalten.

Bierhefe und B-Vitamine

„Trinken Sie täglich ... flüssige Bierhefe mit Zitronen fünfzehn Minuten vor den Mahlzeiten", rät der Wissenschaftsautor und „Brainfood"-Spezialist Johannes Holler (18). Und eine solche Empfehlung kommt nicht von ungefähr. In den vorausgegangenen Kapiteln sind wir aus gutem Grund bereits mehrfach auf die B-Vitamine (und damit auch die Bierhefe) zu sprechen gekommen. Diese besondere Gruppe von Wertstoffen weist eine ganz eigene Beziehung zum Nervensystem und zur Erhaltung und Stärkung unserer geistigen Funktionen auf. In der Forschung hat man sie deshalb auch als „neurotropen" (= auf die Nerven wirkenden) Komplex von essentiellen biochemischen Verbindungen bezeichnet.

Spielen die B-Vitamine also schon von Natur aus eine wichtige Rolle innerhalb einer vollwertigen Ausstattung des Stoffwechsels und als genuine Nervennahrung, so wurden sie überdies gerade in unserer Zeit durch die hochzivilisatorischen Rahmenbedingungen unserer Existenz in dieser Eigenschaft immer wichtiger und unverzichtbarer. Man kann mit Fug und Recht davon ausgehen, daß sich der Bedarf an diesen Bausteinen in den vergangenen Jahrzehnten – bei eher angespannter, rückläufiger Versorgungslage – stark erhöht hat. Letzteres hat vielfältige Gründe: Streß, Zeitdruck, ein hektisches Berufsleben, geradezu widernatürliche Wach- und Schlafrhythmen durch spätes Zubettgehen, eine Überfülle an aufstachelnden Reizen (Medien, Freizeit, Genußgifte wie Alkohol, Tabakrauch, Kaffee) führen dazu, daß wir nervlich praktisch permanent unter Überspannung stehen. Dafür sorgt allein schon der ständige Lärmpegel, ein Hauptcharakteristikum der „modernen Zeiten" und Streßfaktor ersten Ranges, dem wir nirgendwo mehr entgehen können, der uns durch den Tag begleitet und unsere inneren Sensoren auf Alarm schaltet.

Hinzu kommen die bekannten Ernährungsmängel, beispielsweise ein viel zu hoher Industrie-Zuckerverbrauch (was indirekt die B1-Versorgung torpediert) und ein allzu sorgloser Umgang mit Alkohol. Die letzten beiden Faktoren genügen, um uns bei den B-Vitaminen von „gerade noch genug" deutlich ins Minus abrutschen zu lassen. Die beschriebene und jedermann vertraute hohe Drehzahl des westlichen Lebensstils tut ihr übriges.

Die ersten, relativ unspezifischen Symptome eines dadurch bedingten Mangels sind fast schon alltäglich: Nachlassende geistig-nervliche Belastbarkeit, erhöhte Reizbarkeit, Stimmungsschwankungen, wenig erholsamer Schlaf, Nervosität, Konzentrationsprobleme, innere Unruhe, Angstzustände bis hin zu ausgeprägten Depressionen, wenn einerseits die Unterversorgung, andererseits die Überflutung mit aufreizenden Signalen anhält. Ein Mangel an Folsäure beispielsweise führt zu „Erinnerungslücken, Erschöpfungszuständen und Verwirrung". Chronische Defizite an Niacin und Thiamin – bei älteren Menschen praktisch die Regel – können Demenz verursachen.

Alle diese Beschwerdebilder und Befindlichkeiten stehen erkennbar in engster Verbindung zu den Nerven und den Gehirnfunktionen, genauer: unserem Hirnstoffwechsel.

Dieser direkte Bezug ist es auch, welcher der Bierhefe eine Sonderstellung im Hinblick auf das Zentralnervensystem zuweist. Die Substanz zählt nämlich unter anderem zu den ganz wenigen „sicheren Vitamin-B-Quellen" der Natur, ist der ergiebigste k o m p l e t t e Spender an diesen Nahrungsfaktoren überhaupt. Ein solches „vollständiges Sortiment" ist gerade beim B-Komplex besonders wichtig, weil sich die einzelnen Komponenten gegenseitig in ihrer Wirkung verstärken bzw. dabei aufeinander angewiesen sind. Die von der Bierhefe somit vermittelte reiche Fülle an ansonsten eher raren Verbindungen wirkt sich wie eine erfrischende „Kur für den Stoffwechsel" aus, führt zu einer besseren Versorgung der Nervenzellen und unterstützt deren Funktionstüchtigkeit (19). Auf diese Weise hilft dann die Bierhefe ganz unmittelbar dabei, „in Streßsituationen ruhig zu bleiben und eine angespannte intellektuelle Tätigkeit besser durchzustehen" (Christopher Vasey).

Dies ist allerdings nur einer von vielen Faktoren, die im Zusammenhang mit der Einnahme von Bierhefe als Nahrungsergänzung zum Tragen kommen. Verwiesen sei stichwortartig weiterhin auf das bereits in vorausgegangenen Kapiteln behandelte Cholin, dem als Vorläufersubstanz für den Gedächtnis-Gehirnbotenstoff (Neurotransmitter) Acetylcholin große Bedeutung zukommt. Damit das Cholin umgewandelt werden kann, ist dann übrigens wiederum Pantothensäure, ein weiteres B-Vitamin, notwendig. Dies zeigt, wie eng gerade im B-Komplex die positiven Wirkungen an die Vollständigkeit der einzelnen benötigten Komponenten gebunden sind.

Was die Vielzahl von positiven Beiträgen angeht, welche die Bierhefe gerade im Hinblick auf einen klaren Kopf zu leisten vermag, sei an dieser Stelle nur noch auf die bemerkenswert hohe biologische Wertigkeit des Eiweißes hingewiesen. Zwar ist unsere „mitteleuropäische Mischkost" durch vielfältige Fleischwaren und Milchprodukte stark eiweißlastig. Andererseits gerät jedoch der gesundheitsbewußte Esser und Vegetarier – zumal wenn er auf Milcherzeugnisse beispielsweisen aus Gründen der Verträglichkeit vollständig verzichtet – beim Protein leicht ins Defizit. Bierhefe nun enthält nicht nur ein qualitativ hochwertiges und ausgewogenes Muster an Aminosäuren, den Bausteinen der komplexen Eiweiße, die unser Körper dann selbst synthetisiert. Sie zeichnet sich in dieser Hinsicht auch durch eine ungewöhnlich Bioverfügbarkeit aus; denn 95 % der enthaltenen Aminosäuren werden durch die Verdauung nachweislich auch aufgeschlossen und so dem Stoffwechsel zur Verfügung gestellt. Dies macht die Bierhefe zum eigentlichen „Fleisch der Vegetarier" und rechtfertigt ihren hohen Stellenwert in der Reformernährung und eigenverantwortlichen Gesundheitsvorsorge. Ein solches Gütesiegel kommt ihr weit eher zu als etwa den Nüssen; bei letzteren fällt nämlich der zum Teil über die Maßen hohe Fettanteil (bis zu 70 %) allzu wertmindernd ins Gewicht.

Zu den Aminosäuren aus aktueller Veranlassung noch ein Hinweis: Sorgen Sie für ausreichend Methionin in der täglichen Kost! Denn nur wenn diese Aminosäure – ein charakteristischer Inhaltsstoff der Bierhefe – dem Körper über die Nahrung ausreichend zugeführt wird, kann er die benötigte Menge an L-Carnitin bilden. Und diese Verbindung zeigt eindeutige Schutzeffekte auf die Gehirnzellen. Sie ist nach neuesten Untersuchungen sogar in der Lage, aufgetretene Schädigungen an den Neuronen und drohende Funktionsverluste zu reparieren (siehe weiter unten).

Bor

Ein nichtmetallisches Spurenelement. Bekannt ist beispielsweise, daß bei Bormangel allergische Symptome auftreten können (Roche-Lexikon Medizin). Andererseits wirkt der Stoff in höherer Dosierung auf den Organismus giftig, weil er verschiedene Enzymaktivitäten hemmt. Solche toxischen Werte werden jedoch durch das natürliche Vorkommen in der Nahrung nicht erreicht. Früher dagegen traten sie durch die Verwendung bestimmter borhaltiger Wundbehandlungsmittel gar nicht selten auf.

Dieses relativ heikle Spurenelement wirkt, so meint jedenfalls der weiter oben bereits zitierte amerikanische Psychologe und Hirnforscher Dr. James Penland (U.S. Department of Agriculture's Grand Forks Human Nutrition Research Center), auf das Gehirn wie ein zusätzlicher „5. Gang". Wer Bor in der Kost vernachlässigt, fährt sein Gehirn gewissermaßen „untertourig" und damit aufwendig aber wenig effektiv aus. Bei seinen Ernährungsversuchen mit Probanden um das 50. Lebensjahr „verzögerte sich ihre Leistung schon bei ganz einfachen Aufgaben" im Falle von Bormangel (20). Tatsächlich scheint es so zu sein, daß in der modernen, hochverarbeiteten Zivilisationskost relativ geringe Mengen an Bor enthalten sind. Dabei würden, so ist Dr. Penland überzeugt, schon 3 Milligramm genügen, um die Aktivität des Zentralnervensystems meßbar zu beschleunigen. Eine Kombination aus Nüssen und Obst gewährleistet dies am sichersten und wirkungsvollsten.

Hauptlieferanten von Bor sind: 1. Soja-Erzeugnisse, Pflaumen und Rosinen (jeweils ca. 2,7 mg pro 100 g). 2. Nüsse, Mandeln, Hülsenfrüchte (ca. 2 mg) sowie Datteln (1 mg), Trauben, Blattgemüse, Brokkoli und andere Kohlarten.

Brainfood – ein Trend des neuen Jahrhunderts

Macht die richtige Nahrung schlau?

In den USA ist die Sache momentan d e r Trend schlechthin: Brainfood – Nahrung für die Gehirnzellen also. Und die Welle schwappt wie üblich, mit kleiner Verzögerung, auch zu uns.

Kann denn wohl der Speisezettel uns wirklich „schlauer" machen? So simpel und direkt sollte man dies nicht verstehen. Was wir durch besondere hirnaktive Substanzen in der Kost ziemlich zuverlässig erreichen können, ist jedoch auch nicht zu verachten: Es werden damit Hindernisse aus dem Weg geräumt, die den Sturmlauf der Gedanken, Ideen, Assoziationen unnötig und heute oft schon systematisch behindern.

Fehlernährung ist ein genauso mutwilliger Anschlag auf unsere Intelligenz wie etwa die verbreitete Bewegungsarmut. Letztere läßt das Gehirn aus Sauerstoffmangel und Minderdurchblutung auf Sparflamme arbeiten und träge werden. Erstere geizt mit bestimmten chemischen Verbindungen, wie sie für die Funktion der Nervenzellen des Gehirns und deren Fähigkeit, miteinander zu kommunizieren, unverzichtbar sind.

„Brainfood" ist also mehr als nur eine Mode – vielmehr so etwas wie die notwendige und längst überfällige Besinnung auf einen wesentlichen Teil unserer Lebensqualität. Denn unsere geistige Verfassung bestimmt schicksalhaft darüber, wie intensiv wir am Leben und seinen Möglichkeiten teilhaben.

Carnitin

(L-Carnitin). Diese Substanz ist besonders in Sportlerkreisen als – in dieser Eigenschaft allerdings umstrittenes – leistungssteigerndes Mittel bekanntgeworden. Andere Fachleute preisen es als „Fatburner" und empfehlen eine Einnahme zu Gewichtsreduktions-Kuren (was ebenfalls heftigen Widerspruch von seiten der Forschung provoziert).

Die Skepsis betrifft allerdings nicht die Substanz selbst, deren Bedeutung für den Stoffwechsel außer Frage steht. Sie bezieht sich nur auf die Frage, ob es sinnvoll sein kann, unserem Körper den Stoff v o n a u ß e n in Gestalt von isolierten Präparaten zuzuführen. Das L-Carnitin wird nämlich im Organismus selbst gebildet, und dies, wie viele Fachleute überzeugt sind, in ausreichendem, bedarfsdeckendem Umfang.

Damit dem wirklich so ist, bedarf es allerdings zweier Voraussetzungen: Durch die Nahrung muß zum einen genug M e t h i o n i n (eine schwefelhaltige Aminosäure, die besonders reichhaltig in Bierhefe vorkommt) aufgenommen werden; und der Speisezettel muß andererseits genug L y s i n aufweisen (kommt vor allem in Milchprodukten vor, weniger in Getreide oder Hülsenfrüchten). Aus diesen beiden Aminosäuren synthetisiert der Körper dann das Carnitin. Das Produkt der vereinten Bemühungen erfüllt anschließend wichtige Aufgaben innerhalb des Immunsystems und ist auch für die Gefäßgesundheit (Herz-Kreislauf) von Bedeutung.

Für unseren Zusammenhang wichtig: Carnitin entfaltet „neuroprotektive Eigenschaften", und auch bereits aufgetretene Nervenzelldefekte lassen sich offenbar mit Carnitin begrenzen oder beseitigen. In wissenschaftlichen Untersuchungen und klinischen Studien konnte belegt werden, „daß mit Carnitin eine Verbesserung von neurologischen Ausfällen und Hirnleistungsstörungen erzielt werden kann" (F. Reglin, PRAXIS-telegramm).

Cholin

(Näheres dazu entnehmen Sie bitte dem vorausgegangenen Kapitel „Den Boten Beine machen".)

Coenzym Q10

Als „Herzwunder" wurde diese wichtige Stoffwechsel-Substanz vor einigen Jahren gefeiert. Die Hochschätzung besteht zurecht, wird jedoch dadurch etwas relativiert, daß unser Körper den Stoff selbst (vor allem in der Leber) zu bilden vermag. Allerdings scheint es tatsächlich so zu sein, daß die Fähigkeit zur Eigensynthese mit den Jahren rapide abnimmt.

Dies könnte deshalb gravierende Folgen haben, weil das Coenzym auch zu den wirksamsten fettlöslichen Antioxidantien gehört. Manche Forscher meinen sogar, daß es das Vitamin E in dieser Eigenschaft um ein Vielfaches übertrifft. Auf jeden Fall verstärken sich diese beiden Komponenten gegenseitig in ihrer Schutzwirkung.

Bemerkenswert übrigens: Allein schon die zusätzliche Einnahme von Bierhefe verbessert die Resorption von Q10 aus der Nahrung oder aus entsprechenden Präparaten ganz erheblich. Auch dies dokumentiert wieder den besonderen Wert, der dem Einzeller gerade im Hinblick auf Schutzfaktoren (Herz und Gefäße, Leber, Krebs, Diabetes) und die Erhaltung der Gehirnleistung zukommt.

Ginkgo biloba

Der Ginkgo-Baum kann jeden botanisch Interessierten in den Bann schlagen. Wie man aus prähistorischen Zeugnissen weiß, haben sich Aussehen und Blattform in den vergangenen 250 Millionen Jahren fast nicht geändert, nur werden die Gewächse bei weitem nicht mehr so gigantisch wie zur Zeit der Saurier. Der zweilappige, ganz charakteristische Aufbau des Blattes hatte schon Goethe fasziniert und zu einem Gedicht inspiriert („Ist es ein lebendig Wesen, / das sich in sich selbst getrennt? / Sind es zwei, die sich erlesen, / daß man sie als eines kennt?).

Für unseren Zusammenhang von Bedeutung sind jedoch besondere Wirkstoffe, die aus den Blättern des „ältesten Baums der Erde" gewonnen werden können. Entsprechende Extrakte, so hat man in klinischen und experimentellen Forschungen festgestellt, verbessern die Fließeigenschaften des Blutes und dadurch indirekt auch den Gehirnstoffwechsel. Denn auf diese Weise wird die Versorgung aller Körpergewebe gefördert, sowohl was Sauerstoff wie auch Nähr- und Wirkstoffe angeht. Die Austauschprozesse im Bereich der Mikrozirkulation (kleine Blutgefäße, Kapillar-Ebene) vollziehen sich aktiver.

Ginkgo-Präparate gehören inzwischen schon seit einem Jahrzehnt zu den meistverkauften Geriatrika („Stärkungsmittel für ältere Menschen"). Zahlreiche Untersuchungen belegen eine Verbesserung der geistigen Leistungsfähigkeit und Frische bei älteren Menschen mit nachlassendem Gedächtnis. Trotzdem ist hinsichtlich der Wirkung entsprechender Präparate immer noch eine gewisse Reserve in der Medizin festzustellen, und gemeinhin wird darauf verwiesen, daß „Wissenschaftler die heilsamen Effekte der Inhaltsstoffe experimentell bislang nicht bestätigen" konnten. Sie eignen sich aber zumindest bei Beschwerdebildern, die auf eine Minderversorgung und Mangeldurchblutung des Gehirns hindeuten. Beispielsweise dann, wenn gelegentliche Schwindelanfälle oder Ohrgeräusche auftreten. Bei entsprechenden Tests konnten solche Symptome durch Verabreichung von Ginkgo-Präparaten jedenfalls vereinzelt gebessert werden. Dies gilt sogar – in sehr eingeschränktem Maße allerdings – für schwere hirnorganische Erkrankungen wie Demenz oder Alzheimer, wenn auch in diesem Falle von einer Heilung natürlich keineswegs die Rede sein kann.

Ginseng

Ginseng (Panax ginseng C. A. Meyer), die „Menschenwurzel", hat besonders in Fernost einen legendären Ruf. Pulverisierte Auszüge davon wurden früher mit Gold aufgewogen. Stammte die angebotene und verarbeitete Wurzel ursprünglich ausschließlich aus Wildsammlungen, so wird die Pflanze seit dem 19. Jahrhundert in großem Umfange besonders in Korea kultiviert. Inzwischen gibt es sogar bei uns – relativ bescheidene – Ansätze, die alte Heilpflanze landwirtschaftlich anzubauen.

Die Wurzel selbst und daraus hergestellte Extrakte weisen ein ausgewogenes Spektrum an Wirkstoffen aus, das von Vitaminen (B-Komplex, Vitamine E und C) bis zu hochungesättigten Fettsäuren und einer Reihe von Spurenelementen (darunter Mangan, Vanadium, Kobalt) reicht. Dies dürfte jedoch sicher nicht die geradezu abenteuerlichen Spekulationen rechtfertigen, die sich um die verjüngenden Effekte von Ginseng-Kuren ranken.

Positiv vermerkt werden können in unserem Zusammenhang jedoch immerhin Untersuchungen, die belegt haben, daß „sich das Gedächtnis bei Kuren mit Ginseng verbessert", genauso wie die Konzentrationsfähigkeit, und zwar dadurch, daß der Gehirnstoffwechsel merklich angeregt wird (Christopher Vasey). Außerdem gibt es Hinweise darauf, daß bei Ginseng-Einnahme Steßsituationen besser bewältigt werden, milde Formen der Niedergeschlagenheit sich schneller geben und Ängste gedämpft werden. Hier könnte Ginseng ähnlich wirken wie Kava-Kava – wenn auch bei weitem nicht so intensiv.

Gelegentliche Ginseng-Kuren werden vor allem Senioren empfohlen, um Altersbeschwerden vorzubeugen. Nicht sehr sinnvoll und zweckmäßig ist es allerdings, daß entsprechende (Trink-) Präparate oft einen erheblichen Alkoholgehalt aufweisen. Hier stammen die – kurzfristig – belebenden Effekte hauptsächlich aus der hochprozentigen „Verpackung" der Heilpflanzen-Auszüge.

Kava-Kava

Bei dieser Pflanze haben wir es mit einer relativ jungen Entdeckung der Phytotherapie zu tun. Verwendet wird der bis zu 10 kg schwere Wurzelstock des Kawabaumes (Piper methysticum), einer etwa zwei bis drei Meter hohen, strauchartigen Pflanze aus der Familie der Pfeffergewächse, die im pazifischen Raum heimisch ist.

Aufsehen innerhalb der Medizin erregten die darin enthaltenen spezifischen Wirkstoffe als eine Art natürliches, nebenwirkungsfreies, nicht suchterzeugendes und doch effektives Sedativum. Man sollte nun meinen, daß eine derartige Wirkung zwar im Falle von Angsterkrankungen, Übernervosität, Ruhelosigkeit von Nutzen sein kann (wie dies auch in der Monographie von 1990 der Kommission E des damaligen Bundesgesundheitsamtes bestätigt wurde), nicht jedoch zur Verbesserung der intellektuellen Wachheit. Gleichwohl hat sich gezeigt, daß die Einnahme entsprechender Präparate nicht nur entspannt, sondern auch das „Konzentrationsvermögen und die Gedächtnisfähigkeit fördert" – so der belgische Altersforscher Dr. Herman Le Compte bereits Anfang der 80er Jahre, als die Kawabaum-Wurzel bei uns noch kaum beachtet wurde.

Hauptwirkungsträger sind die Kavapyrone (darunter Kavain und Methysticin). Sie beseitigen nicht nur Unruhezustände, sondern wirken darüber hinaus leicht euphorisierend, also belebend auf die Gehirntätigkeit.

Knoblauch

Das Liliengewächs mit dem ganz eigenen und sehr ausgeprägten Aroma (Allium sativa) ist schon seit Jahrhunderten als Stärkungsmittel und Heilpflanze bekannt. Bereits die Sumerer und Ägypter kannten das Gewächs und nutzten es als Gemüse, verzehrten davon also große Mengen. Die Pflanze selbst stammt wahrscheinlich aus Zentralasien, und so finden sich entsprechende volksmedizinische Rezepturen auch zahlreich in der Traditionellen Chinesischen Medizin (TCM) und im altindischen Ayurveda.

Seine erstaunlichste Karriere hat der Knoblauch jedoch in jüngerer Zeit in Deutschland gemacht: Hier wurde er zu einem der umsatzkräftigsten frei verkäuflichen Arzneimittel.

Und tatsächlich sind die Gehalte der Knolle nicht ohne. Neben vielfältigen ätherischen Substanzen findet sich darin z.B. Adenosin, von dem man weiß, daß es gefäßerweiternd wirkt. Bei Verzehr größerer Mengen der würzigen Zutat verbessern sich die Fließeigenschaften des Blutes, es wird dünnflüssiger. Außerdem besitzt Knoblauch eine antithrombotische Eigenschaft, trägt also dazu bei, Verschlüsse in den Arterien und Herzkranzgefäßen (Infarkte) zu verhindern. Alles dies zusammengenommen wirkt sich belebend vor allem auf die Gehirntätigkeit aus. Die Versorgung der Gewebe und Zellen mit Sauerstoff, Nähr- und Wirksubstanzen verbessert sich. Die Mikrozirkulation im Bereich der feinen Haargefäße (Kapillaren) wird angeregt.

Außerdem enthält die Knolle eine Reihe hochwirksamer Antioxidantien, wobei es auch hier die spezifischen und ansonsten raren schwefelhaltigen Verbindungen sind, die die besonderen medizinisch nutzbaren Wirkungen tragen. Sie sind auch für das charakteristische Aroma des Gewürzes verantwortlich, das sich bekanntlich hartnäckig an den Esser entsprechender Speisen heftet (dies gilt besonders für das Allicin, das aus dem Alliin der Zehen gebildet wird).

Knoblauch hat noch weitere Eigenschaften und Effekte, die ihn geradezu zu einem – harmlosen – „Doping für alternde Gehirne" machen können. Jedenfalls ergaben das Untersuchungen an der Universität Tokio durch den Pharmakologen Prof. Dr. Hiroshi Saito, und zwar bei Ernährungsversuchen mit Ratten. Gab man hierbei Tieren, die schon einen alterstypischen, deutlich erkennbaren Abbau der Gehirnleistung zeigten, Knoblauch ins Futter, so bildeten sich die Funktionseinbußen wieder vollständig zurück, und das sogar bei weit fortgeschrittenen Zuständen von „Nager-Demenz".

Knoblauch wäre deshalb tatsächlich ein ideales Stärkungsmittel und eine Altersbremse par excellence – gäbe es dabei nicht einen Haken: Denn auf eines sollte man in diesem Zusammenhang sehr deutlich hinweisen: Wirksam sind beim Knoblauch vor allem die flüchtigen schwefelhaltigen Inhaltsstoffe (Sulfide), die sich überdies – sobald die Zehen angeschnitten oder zerdrückt werden – in einem steten Umwandlungsprozeß befindet. Die größten gesundheitlichen Vorteile kann sich also der Knoblauchesser (nicht der Pillenschlucker) versprechen. Um sich besonderer erwünschter Effekte zuverlässig zu versichern, muß man überdies bereit sein, größere Mengen der zwar wohlschmeckenden aber von der Umgebung nicht ohne weiteres tolerierten Gemüse-Frucht zu sich zu nehmen; und zwar nicht nur eine oder zwei Zehen, sondern gleich 50 g pro Tag, was etwa einer mittelgroßen Knolle entspricht. Gelegentlich kann man zwar lesen, daß zuviel des Guten beim Knoblauch (mehr als 20 g pro Tag) zu Magenblutungen führen kann. Solche Angaben widersprechen der Erfahrung ganzer Völkerschaften, die seit jeher Knoblauch nicht nur als Gewürz sondern als Gemüse schätzten und ihn, völlig unbeschadet, in weit größeren Quantitäten genossen und genießen.

Kohlenhydrate

Kohlenhydrate sind für die Gehirntätigkeit unerhört wichtig. Unser Zentralnervensystem erscheint im Hinblick auf diese Energiespender geradezu als unersättlich. Gleichzeitig gilt paradoxerweise: Den Kraftstoff als „geballte" Ladung zuzuführen, ist eher kontraproduktiv. (Weißmehl-) Brot oder Brötchen, Kuchen, Gebäck, Kekse, „Traubenzucker", Schokoriegel bringen zwar „Zuckerschübe" ins Blut. Wie wir bereits gesehen haben, ermüden sie das Gehirn gleichzeitig aber auch dadurch, daß verstärkt Tryptophan aufgenommen und daraus dann Serotonin hergestellt wird. Der Konsument fühlt sich zwar gut, aber auch passiv und (geistig) weniger unternehmungslustig. Die Neuronenaktivität wird gedämpft, die zugeführte Energie verpufft.

Versorgen Sie sich deshalb besser mit Kohlenhydraten aus komplexen Nahrungsmittel. Solche sind z.B. Kartoffeln, Vollkornerzeugnisse oder Obst und Gemüse. Dies gewährleistet, daß die Energiefracht Zug um Zug ins Blut geschleust wird, so wohldosiert, wie Gehirn und andere Organe sie benötigen.

Lecithin

Lecithin gilt als typische „Gehirnnahrung". Es handelt sich dabei um ein Gemisch aus Phosphatidylcholin (in dieser Form kommt Cholin am häufigsten in Lebensmitteln vor), Inositol und anderen Phospholipiden. Diese Stoffgruppe macht immerhin etwa ein Prozent des Körpergewichtes aus; sie kommt in jeder Zelle vor und ist für deren Funktionstüchtigkeit unverzichtbar. So bilden Phospholipide gewissermaßen den „Schutzfilm des Nervenmarks" (Le Compte) und bewahren vor Neuronen- und sonstigen Nervenzellverlusten sowie Übertragungsfehlern bei der Übermittlung von Impulsen in nahe oder entferntere Gehirnregionen.

Das im Lecithin enthaltene Cholin ist darüber hinaus im Hinblick auf unsere Gedächtnisleistung eine zentrale Schlüsselsubstanz und ganz allgemein für die „geistige Regsamkeit" von entscheidender Bedeutung.

Inosit wiederum wird zur Gesunderhaltung der Zellen ebenfalls gebraucht; es bietet ihnen beispielsweise Schutz vor Feuchtigkeitsverlusten. Man hat festgestellt, daß eine bedarfsdeckende Zufuhr u.a. dabei hilft, das Hörvermögen zu erhalten. Zwischen Schwerhörigkeit und nachlassender geistiger Präsenz gibt es eindeutige Beziehungen. Auch solche Gesichtspunkte sollte man in Betracht ziehen, wenn man sich „gehirnbewußt" ernährt und verhält. Cholin, Inosit bzw. die Phospholipide des Lecithins allgemein sind in natürlicher Form und als Komplex besonders reichhaltig in Bierhefe vertreten.

Nüsse

Im „Studentenfutter" sind sie geradezu unverzichtbar: Nüsse und Mandeln. Dies hat seinen tieferen Sinn, und dabei können wir auf die eben angesprochenen Zusammenhänge zurückkommen. Denn das in den Samen reichlich vorkommende Lecithin mit seiner Hauptkomponente Phosphatidylcholin spendet auch den grauen Zellen Kraft. Enthalten sind in Mandeln beispielsweise darüber hinaus auch wertvolle Spurenelemente wie Eisen und Zink. Nicht zu unterschätzen ist überdies der Anteil an leicht verdaulichem und relativ hochwertigem Eiweiß. Negativ zu Buche schlägt allerdings ein recht hoher Fettanteil.

Als man in den USA vor einiger Zeit verschiedene Lebensmittel im Hinblick auf ihre Wirkungen untersuchte, konnte die Förderung der Gehirnaktivität durch Nüsse und Samen anhand von Untersuchungsreihen des amerikanischen Psychologen Dr. James Penland sogar anhand einer „Aufmerksamkeits-Skala" gemessen werden. Als mögliche zusätzliche Erklärung brachte der Forscher den „Faktor Bor" ins Spiel. Dieses Spurenelement gilt zwar nicht nicht als essentiell, also zufuhrnotwendig. Gleichwohl scheint es ganz offensichtlich „die elektrische Aktivität des Gehirns" beeinflussen zu können. Eine Bor-Mangel-Diät führte bei Experimenten zu einer Verlangsamung der Reaktionsfähigkeit. Denksportaufgaben konnten nicht mehr so zügig gemeistert werden wie zuvor (siehe auch unter dem Stichwort „Bor").

Tomaten

Frisches, roh gegessenes, reifes Obst und Gemüse enthält ausgesprochen viele unterschiedliche antioxidative Substanzen.

In amerikanischen Untersuchungen hat man dabei besonders die Verbindung Lykopin als Krebsschutzfaktor herausgestellt. Diese Substanz kommt, soviel man bis heute weiß, praktisch nur in Tomaten in nennenswerten Konzentrationen vor. Lykopin wird zwar immer in einem Atemzug mit den Carotinoiden (z.B. Beta-Carotin = Vorstufe Vitamin A) genannt, ist aber in bestimmten Körpergeweben als Antioxidans und Radikal-Fänger um ein Vielfaches wirksamer. In den USA hat eine Studie der University of Kentucky zeigen können, daß ältere Frauen mit überdurchschnittlichen Blut-Lykopinwerten „geistig wacher und besser imstande waren, für sich selbst zu sorgen" (J. Carper). Lykopin zählt wie das Beta-Carotin zu den sauerstofffreien gelb-roten Pflanzenfarbstoffen und ist relativ hitzebeständig, weshalb es sich noch in Verarbeitungsprodukten wie Tomatenmark oder Ketchup findet. Trotzdem sollte man darauf achten, zumindest einen Teil der Früchte als Rohkost zu sich zu nehmen, da sie in dieser Form nachweislich die stärkste krebsfeindliche Wirkung entfalten.

Vitamin E und hochungesättigte Fettsäuren

(Tocopherole). Das Fruchtbarkeits-Vitamin repräsentiert einen besonderen Typus von Schutzfaktoren, der gerade für die lebenslange Aufrechterhaltung effizienter Gehirnfunktionen wichtig ist: Das antioxidative Moment. Dieser Aspekt ist für die Unversehrtheit der Körperzellen – und damit auch der Nervenzellen – von enormer, lange Zeit völlig unterschätzter Bedeutung.

Hauptansatzpunkt der „protektiven Potenz" des Vitamins sind die empfindlichen Zellmembranen. Sie bestehen zu erheblichen Teilen aus hochungesättigten Fettsäuren. Eine besondere Eigenschaft oder auch Schwäche dieser äußerst diffizilen und differenziert angelegten Struktur- und Funktionselemente ist ihre chemische Labilität, die sie zum idealen Opfer der freien Radikale (reaktivem, aggressiven Sauerstoff) macht. Durch fortgesetzte Schädigungen in diesem Bereich kann die Schutzhülle schließlich so stark geschädigt werden, daß ganze Zellen oder Nervenareale zugrunde gehen (wie man dies etwa im Zusammenhang mit der Alzheimer-Krankheit beobachtet).

Eine natürliche Versicherung gegen solche langfristig fatalen Verluste an Funktionseinheiten durch Oxidation steht insbesondere in Form des mobilen, im Körper zirkulierendem und in den Geweben angereichertem Vitamin E zur Verfügung, möglicherweise in Verbindung mit Coenzym Q10. Als fettlösliches Antioxidans und Radikal-Fänger wirkt es vor allem an der heiklen Nahtstelle der Nervenzellen zur Umgebung (Zwischenzellgewebe, Grundsubstanz) und verhindert die Peroxidation der enthaltenen hochungesättigten Fettbausteine.

Was die hochungesättigten Fettsäuren aus der Nahrung (enthalten beispielsweise in nativem Weizenkeimöl) angeht, so können sich diese positiv auf unsere Hirnleistung auswirken, indem sie „stillgelegte" Rezeptoren an den Gehirnzellen wieder aktivieren. Solche „Rezeptoren" sind dazu da, daß Gehirnbotenstoffe dort „andocken" können und ihre Nachricht ordnungsgemäß im Nerv weitergeleitet wird. Je reibungsloser dies geschieht, desto besser klappt es wieder mit dem Denken und Erinnern.

Unsere Grundausstattung mit Vitalstoffen sollte also immer ausreichende Mengen an essentiellen Fettsäuren, immer zusammen mit schützendem Vitamin E, bereithalten und zwar sowohl für enzymatische Prozesse wie auch die Verhinderung von Radikal-Schädigungen. In Deutschland hält man 12 mg Tocopherole pro Tag für ausreichend (Empfehlungen der Deutschen Gesellschaft für Ernährung, Frankfurt/Main). International ist dies umstritten, und viele Forscher gehen inzwischen von einem Optimum aus, das sich um die 100 mg (oder sogar deutlich mehr) pro Tag einpendeln könnte.

Verbrauchertip: Eine ideale Nahrungsergänzung im Hinblick auf das Vitamin E stellen Weizenkeime dar sowie vor allem das daraus durch Kaltpressung gewonnene, native Weizenkeimöl. Auch für das Vitamin E gilt: es sollte aus natürlichen Quellen stammen, denn in der dort vorliegenden Form wird es deutlich besser vom Körper verwertet als synthetische Varianten aus dem Labor.

„Schwachstelle Gehirn"

Besonders verletzlich ist unsere Kommandozentrale unter der Schädeldecke u.a. aus folgenden Gründen:

1. Das Gehirn ist geradezu süchtig nach Sauerstoff. Obwohl es kein Muskel ist (wenn man es auch wie einen solchen trainieren kann), verbraucht es gut ein Fünftel des gesamten aufgenommenen Sauerstoffs.
2. Sauerstoff ist nun zwar ein wirkliches Lebenselexier ersten Ranges – aber auch eine heikle Fracht innerhalb des Zellenstaates. Denn das Gehirn ist auf der anderen Seite außerordentlich fettreich, und zwar an ebenfalls besonders heiklen hochungesättigten Fettsäuren. Sie sitzen beispielsweise in den Zellmembranen der Neuronen und erfüllen dort – für das Überleben der Zellen – unverzichtbare Aufgaben. Solche fettigen Komplexe in den Nervengeweben sind extrem anfällig für Reaktionen mit Sauerstoff, also äußerst sensibel gegenüber schädigenden Oxidationen.

Dies sind die grundlegenden Mechanismen und Zusammenhänge, die erklären, warum den Oxidationsvorgängen gerade im Bereich des Zentralnervensystems so unerhörte Bedeutung zukommt. Lange Zeit waren diese besonderen Umstände weder der Forschung noch der praktischen Medizin bekannt. Erst in den vergangenen zwei Jahrzehnten konnten die Hintergründe aufgedeckt werden. Konkreten Nutzen aus dem stürmischen Erkenntniszuwachs können wir durch den bewußten Einsatz von Nahrungsergänzungen ziehen, die unsere antioxidative Kompetenz erhöhen.

Auch hierbei jedoch gilt: Vorfahrt für „ganzheitliche" Nahrungsergänzungen! Denn der Einsatz isolierter Antioxidantien (wie z. B. Beta-Carotin) hat in verschiedenen Studien nicht nur keine positiven Effekte ergeben, sondern die Erkrankungswahrscheinlichkeit (z.B. beim Herzinfarkt) überraschenderweise sogar erhöht. Willkürliche hochdosierte Eingriffe in den Chemismus des Körpers erweisen sich hier oft als „Pfusch". Der Mensch ist im Hinblick auf die Vielzahl von bioaktiven Substanzen offenbar überfordert, will er das richtige, optimale, sichere Mischungsverhältnis selbst zusammenstellen.

Das Alter und seine <u>unausgeschöpften</u> Möglichkeiten

„Vor allem sei sorgsam" – diese Ermahnung gibt ein Spruch aus dem 17. Jahrhundert den Zeitgenossen und nachfolgenden Generationen mit auf den Weg, und eine solche Aufforderung gilt besonders hinsichtlich der Erhaltung der Geisteskräfte und der Verfassung unseres Gesamtorganismus.

Ein umsichtiger Umgang mit unseren intellektuellen und leiblichen Gaben macht es möglich, zusätzliche, „vollwertige" Lebenszeit zu gewinnen und die Seele lebenslang für neue Eindrücke aufnahmefähig zu halten.

Natürlich spielen in dieser Hinsicht auch die „Gene" mit, also die Erbanlagen. Es gibt Familien, deren Mitglieder fast durchweg überdurchschnittlich alt werden. Der englische Schriftsteller John Galsworthy stellte diesen Typus in seiner klassisch gewordenen „Forsyte Saga" dar. Sechs agile Greise (alle in den 70ern und 80ern) zählen darin zu den Hauptakteuren. Zeitlich angesiedelt ist die Handlung des Romans übrigens im 19. Jahrhundert, also noch vor dem gewaltigen Sprung nach oben, den die mittlere allgemeine Lebenserwartung in den folgenden Jahrzehnten unternehmen sollte, und die Romanfiguren entnahm der Dichter ganz real der Gesellschaft seiner Zeit.

Für jeden, der sich mit Fragen der Altersforschung (Gerontologie) befaßt, liegt es auf der Hand: die Chance, unsere Lebensspanne nach allen Seiten hin voll auszuschöpfen, haben wir alle, nicht nur einige „auserwählte" und vom Schicksal besonders begünstigte Langleber. Zwar wird es in der Regel so sein, daß wir im Hinblick auf die erbliche Disposition nicht unbedingt als „Forsyte" geboren werden. Dies heißt jedoch nur: wir müssen eben ganz bewußt auf unsere Gesundheit achten und sollten vermeiden, daß sich bestimmte anlagebedingte körperliche Schwachstellen lebensverkürzend auswirken oder in frühzeitigen Funktionseinbußen der Organe niederschlagen. Denn es sind Krankheiten und irreversible Schädigungen, nicht das Alter an sich, die Wohlbefinden und Lebensqualität mit fortschreitenden Jahren immer mehr beeinträchtigen.

Einen unerhört klarsichtigen und scharfsinnigen Blick für diese Realität bewies übrigens der englische Philosoph, Naturforscher, Schriftsteller und Lordkanzler Francis Bacon (1561–1626), als er in seiner „Historia vitae et mortis" schrieb:

„Die Behandlung von Krankheiten wird bewirkt durch Arzneimittel, die Verlängerung des Lebens aber setzt Beachtung der Diät voraus, jene Dinge, die durch Zufall geschehen, vergehen so schnell wie sie kommen, aber der stetige Lauf der Natur, wie das Strömen eines Flusses, fordert ein unablässiges Rudern und Segeln gegen den Strom. Deshalb müssen wir mit Diät arbeiten."

Wie eine solche Diät – die eigentlich mehr die überlegte persönliche Lebensführung meint, bei der die Ernährung dann aber doch immer im Mittelpunkt steht – nach unserem heutigen, vertieften Erkenntnisstand aussehen könnte, dazu führt unser vorliegendes Buch einige Orientierungspunkte auf.

Den Mut, auf diesem Weg voranzuschreiten, vermittelt besonders nachdrücklich ein Verweis auf das Lebenswerk und den Lebensgang berühmter Persönlichkeiten der Geschichte, des Denkens und der Kunst, die noch hochbetagt der Menschheit bleibende Werke hinterließen.

Ermunterung und Ermutigung in Beispielen

Wenn wir im folgenden einige bedeutende Persönlichkeiten vorstellen, die ein hohes Lebensalter erreichten, so handelt es sich dabei nur um eine kleine Auswahl aus einer großen Zahl beeindruckender Beispiele.

Wir wollen also nur „Kostproben" anbieten; unsere Absicht dabei ist es, den Leser auf den Geschmack zu bringen. Denn der Lohn eines erfüllten Lebens fällt selbst den Begnadeten nicht ohne eigenes Zutun in den Schoß. Wer das Alter flexibel und geistig beweglich erreichen und genießen möchte, muß auch in jüngeren Jahren rege sein.

Gewiß: wir sind nicht Herr des Schicksals aber doch ein wenig Schmied unseres eigenen kleinen Glücks und Geschicks. Es liegt in unserer Hand, etwas für erfüllte „späte Jahre" zu tun, und wir können, sollten damit so früh wie möglich anfangen. So früh wie möglich heißt: heute, in dem Moment, da Sie diese Zeilen lesen. So verstehen sich die folgenden Beispiele denn als Ermunterung und Ermutigung zu einer durchdachten Lebenskultur und Lebenskunst, die dabei helfen, die begrenzte Strecke unseres Erdendaseins zu einem Ganzen zu formen.

Fontenelle – kaum lebensfähig, doch dies 100 Jahre lang!

Hochbetagte Menschen gab es zu allen Zeiten und Epochen. Immer fragten sich die Zeitgenossen: ist dies Schicksal, Bestimmung? Oder eine Summe glücklicher Zufälle und Umstände?

Einerlei: scheinbar mühelos nehmen sie die Hürden der Jahrzehnte, an denen andere hängenbleiben und straucheln. Sie reiten auf der Welle des Stromes, während andere früh ans Ufer gespült werden. Und diese scheinbare Willkür erweckte in den Beobachtern den Eindruck, die Vorsehung treibe mit den schwachen Menschen ein müßiges, folgendes Spiel.

Nehmen wir nur das Beispiel des französischen Philosophen Fontenelle. Im Jahr 1657 wurde er in Rouen geboren. Und was ihm die Ärzte in diesem Moment zutrauten, war nicht mehr als ein kurzer Blick ins befremdliche Licht der Welt und einige mühsame, gequälte Atemzüge. Ein äußerst schwächliches Kind, so erkannte man sofort, kaum lebensfähig. Um ihm wenigstens einen Platz in der jenseitigen

Glückseligkeit zu sichern, beeilte man sich mit der Taufe. Allerdings: Das kränkelnde Kind wuchs zum schmächtigen Jüngling heran, doch auch wenn diesem das Atmen oft recht schwer fiel und später der junge Mann wenig belastbar blieb – das kränkliche Geschöpf überlebte. Und als Erwachsener wurde er, hinfällig in seiner Erscheinung und der Schonung stets bedürftig, ein angesehener Schriftsteller und Gelehrter, den vieles umtrieb, was auch heute noch aktuell ist: z.B. der Fortschritt vor allem in den Naturwissenschaften, denen er – hier ein wahrer Prophet in seiner Zeit – eine stürmische Entwicklung voraussagte. Kaum 30-jährig, war er Mitglied der Académie française für französische Sprache und Literatur geworden, und dort schließlich Sekretär der Akademie der Wissenschaften. So ging Jahrzehnt um Jahrzehnt ins Land, und als Fontenelle sich schließlich von dieser Tätigkeit zurückzog, schrieb man das Jahr 1739, und der Denker war unversehens 82 Jahre alt geworden. War dies also das Ende eines reichen Menschenlebens?

Weit gefehlt. Noch 18 Jahre sollten Fontenelle beschieden sein. Immer darauf bedacht, nicht über die Stränge zu schlagen, sich ausreichend Erholung und Schlaf zu gönnen, war er noch im 98. Lebensjahr gut zu Fuß und Gast in den Salons.

Alexander von Humboldt – der Universalgelehrte und greise Schöpfer des „Kosmos"

Nur ein Dutzend Jahre nachdem der französische Philosoph dann doch von der Bühne abgetreten war, wurde einer der besten Köpfe des jungen naturwissenschaftlichen Fortschritts geboren – Alexander von Humboldt (1769–1859). Sein Werk „Kosmos. Entwurf einer physikalischen Weltbeschreibung" prägte das Bewußtsein der Gebildeten seiner Zeit und dies nicht nur im deutschen Sprachraum. Es war nichts weniger als der Versuch einer Zusammenfassung des gesamten damaligen Wissens über die Erde und wurde diesem Anspruch – dies war das eigentliche Wunder – sogar gerecht.

Alexander von Humboldt war ein wirklicher Weltbürger. Eine langjährige Forschungsreise durch Lateinamerika hatte den Grundstein für sein späteres Werk gelegt. Zwei Jahrzehnte lebte er in Paris, und seine ersten bedeutenden Arbeiten erschienen im Original in französischer Sprache. Später unternahm er eine Expedition nach Rußland, auch sie wissenschaftlich sehr ertragreich. Der Philosoph und Naturforscher wurde 89 Jahre alt. Ein stolzes Alter, gewiß, aber in der Reihe der Hochbetagten kein herausragendes „Ergebnis". Und doch gehört er unter einem uns hier besonders interessierenden Gesichtspunkt zu den bemerkenswertesten Persönlichkeiten der Kulturgeschichte, zu jener handverlesenen Zahl von Menschen, welche die voll ausgereiften Früchte und den ganzen Reichtum ihres Talents im Lebensherbst – ja Lebenswinter – zu ernten vermögen. Der amerikanische Philosoph Ralph Waldo Emerson zählte Humboldt – u.a. neben Goethe – zu den ganz wenigen „repräsentativen Männern", denen eine solche Vollendung gelang, und die ihre Leistungskraft mit zunehmendem Lebensalter zu immer neuen Gipfeln führten. In der Tat: als Humboldts phänomenaler „Kosmos" zu erscheinen begann, war der Gelehrte 76 Jahre alt. Unermüdlich hatte er an seinem „Panorama der Welt" gearbeitet, und unermüdlich fuhr er beim Bau dieses geradezu überwältigend kenntnisreichen Riesenwerkes fort.

Vielen heutigen Experten gilt der greise Alexander von Humboldt als der letzte universelle Denker und Gelehrte, der das Wissen seiner Zeit gewissermaßen widerspiegelte, es beherrschte, das Bild, das sich der informierte Zeitgenosse von Welt machte, als Ganzes formte. Danach kamen die Spezialisten.

Erinnern wir uns an Humboldt, so auch an die Kraft des logischen, geordneten, systematischen Denkens und Arbeitens. Er vereinigte in seinem Blick vielfältige Wissenschaften, die sich oft erst in den Anfängen befanden (wie etwa die Völkerkunde) und von denen es zum Teil noch gar kein „Lehrbuchwissen" gab. Dies alles erforderte eine wache, ungebrochene Intelligenz, eine heute kaum mehr nachzuvollziehende Gedächtnisleistung – denn die einzelnen Fakten waren dem Wissenschaftsautor Humboldt nicht so leicht auf Knopfdruck zugänglich wie dies heute der Fall ist, im Zeitalter der Computerisierung und des World-Wide-Web (Internet).

Tizian, Chagall und andere

Ein ganz erstaunliches Beispiel für Langlebigkeit und ungebrochene geistig-künstlerische Präsenz ist der italienische Maler T i z i a n . Er schuf bedeutende Gemälde der Hochrenaissance (u.a. mehrere Bildnisse Kaiser Karls V.). Nach der Vollendung des 75. Lebensjahres ist Tizians „grandioses Spätwerk" zu datieren, erst in jenen Jahren erreichte sein Genie seinen Höhepunkt. Noch ein Vierteljahrhundert hatte Tizian in diesem Moment vor sich: zwar weiß man bis heute nicht genau, wie alt der Künstler nun tatsächlich geworden ist. Viel spricht jedoch dafür, daß er nahe an die 100 herankam (wahrscheinlich 1477–1576), und auch dann mußte, wie einmal gesagt wurde, „eine Pest kommen, um ihn wegzuraffen". Vielleicht wurde er gar 103 Jahre alt, wenn man Dokumenten glauben schenken kann, die als Geburtsjahr 1473 möglich erscheinen lassen.

Die Arbeit mit Farben und Pinsel, das künstlerische Umformen der Erscheinungen und Begebenheiten, scheint überhaupt so etwas wie ein Jungbrunnen zu sein. Jedenfalls begegnen uns immer wieder bildende Künstler, die ein hohes Lebensalter bei ungebrochener Schaffensfreude und Gestaltungskraft erreicht haben: P a b l o P i c a s s o beispielsweise wurde 91 Jahre alt (1881–1973). Oder denken wir an M a r c C h a g a l l , den russisch-französischen Maler, der 1991 reich dekoriert und hochbetagt im Alter von 103 Jahren starb. Zu seinem 90. Geburtstag wurde ihm das seltene Erlebnis zuteil, sein künstlerisches Gesamtwerk noch zu Lebzeiten mit einer großen Ausstellung im Louvre gewürdigt zu sehen – ein Werk, das lange noch nicht abgeschlossen war.

Im Rentenalter befand sich M i c h e l a n g e l o bereits, als er im Auftrag der Kurie die weltberühmten Fresken der Sixtinischen Kapelle schuf. Noch nach dem 86. Lebensjahr vollendete er bedeutende Kunstwerke, die bis heute Kunstfreunde in aller Welt faszinieren und nach Italien pilgern lassen. Kunsthistoriker sprechen dem über 80jährigen in diesem Zusammenhang eine „Steigerung und Vertiefung der künstlerisch-seelischen Ausdruckskraft" zu.

Goethe, Russell und andere

„Aktivität" ist wohl der treffendste Oberbegriff für jene „Geheimmittel", die zuverlässiger als obskure Tinkturen zweifelhafter Herkunft jung erhalten. Dies gilt vor allem für die geistige Beweglichkeit.

Kreatives Schaffen eignet sich als Training ganz vorzüglich, wie wir gesehen haben.

Ähnlich vorteilhaft ist es, sich ständig mit dem Lauf der Dinge, mit Tagesereignissen genauso wie den größeren historischen Prozessen auseinanderzusetzen. Es geht darum, viel zu erfahren. Noch wichtiger ist es jedoch, dabei nicht fertige Gedankengebäude zu übernehmen, sondern eigene Einschätzungen zu entwickeln.

So waren es gerade bedeutende Philosophen oder Dichter, die ein hohes Lebensalter erreichten, und was mehr ist: die anerkanntesten Arbeiten waren oft Früchte der gelasseneren, späten Jahre, was auch auf diesem Sektor nicht selbstverständlich ist. Denn der ganze Reichtum an Erfahrung und Erkenntnis eines ganzen Lebens genügt nicht zum gedanklichen Höhenflug, wenn die Kräfte zur Gesamtschau nicht mehr ausreichen.

Ein bemerkenswertes Zeugnis hierfür legte gewiß J o h a n n W o l f g a n g v o n G o e t h e (1749–1832) ab, dessen Schaffenskraft nicht nur ungebrochen blieb, sondern sich geradezu beängstigend mit den (Greisen-) Jahren verdichtete.

Doch auch in diesem Falle: welches Maß an Verunsicherung, Rückschlägen, Leiden war in Wirklichkeit damit verbunden? Die Literaturgeschichte gibt darüber wenig Auskunft. Und doch verleiht das Leben an die Genies keinen Schmerzenserlaß oder pauschale Privilegien. Auch der große Goethe hatte seine liebe Not damit, die Meute unzähliger Gebrechen, die dem Menschen seit Urzeiten nachstellen, im Zaum zu halten. Gesundheitlich war der „Olympier" immer gefährdet – seit einem frühen, lebensbedrohlichen Blutsturz schon im 19. Lebensjahr – , und einiges an Nachdenken widmete er jenen Mitteln, die dieses wertvolle Gut zu erhalten in der Lage waren, wozu auch die zahlreichen Bade- und Kuraufenthalte dienen sollten.

Man darf nun allerdings – auch dies ist ein Vermächtnis des betagten Goethe – nichts Falsches vom Richtigen verlangen: auch das gesunde Alter ist keine über die Maßen ausgedehnte „ewige" Jugend. „Jedes Jahrzehnt", so heißt es in den Wahlverwandtschaften, „hat seine Hoffnungen und Ansichten", und wer „in einem gewissen Alter frühe Jugendwünsche und Hoffnungen realisieren will, betrügt sich immer".

Trotz eines unsteten Lebens und zahlreicher Anfeindungen, erreichte auch der Schriftsteller, Aufklärer und Spötter F r a n ç o i s - M a r i e V o l t a i r e (1694–1778) ein stattliches Lebensalter. Zeit seines Lebens ein origineller Kopf, drang er doch relativ spät zu jenen Themen und jener Darstellungsweise vor, die ihn „unsterblich" machten. „Wäre er mit 50 oder 60 Jahren gestorben", so urteilte ein späterer Interpret, „uns würden heute diejenigen seiner Werke fehlen, die nach unserem Geschmack seine Größe erst begründen".

Oder nehmen wir z.B. den englischen Philosophen und Literatur-Nobelpreisträger B e r t r a n d R u s s e l l (1872–1970). Der Lebenskreis dieses Gelehrten umspannte die Blüte seines englischen Vaterlandes (Empire, Commonwelth) bis zur Verabschiedung der Nation aus der Riege der Weltmächte; seine Philosophie die Geistesgeschichte von den Anfängen in Griechenland bis in die Gegenwart. Und eine besondere Triebfeder Russells war immer auch die aktive Anteilnahme an der Weltpolitik in Ost und West, Nord und Süd, der stetige Appell an unsere Verantwortung und die Forderungen der Ethik. Es gehört nach dem Verständnis der abendländischen Kultur zur Würde des Menschen, sich freiwillig auch Werten zu unterwerfen, die keine unmittelbaren materiellen Erträge einbringen: gerecht zu sein, die Freiheit des Denkens zu gewährleisten, leiblich-persönliche Unversehrtheit zu sichern. Nach Russell benannte sich eine unabhängige Stiftung, die durch größere Veranstaltungen auf Menschenrechtsverletzungen aufmerksam machen will („Russel-Tribunale" zuletzt ins Gespräch gebracht im Zusammenhang mit der Bewältigung der Stasi-Vergangenheiten in Ostdeutschland).

Wir können aber auch einen Sprung in unsere Gegenwart wagen. Unter den hochbetagten geistig aktiven Philosophen und Schriftstellern beispielsweise sind zu nennen: H a n s J o n a s (1903–1993), Autor des Standardwerkes „Das Prinzip Verantwortung" (1979). Auch bei Jonas ist festzustellen, daß er seinen Ruhm als „Mitte-Siebziger" begründete, also in einem Lebensalter, in dem die kreativen Impulse – wie man meint – spärlicher „zünden".

Seinem Kollegen noch ein Jahr voraus war K a r l R a i m u n d P o p - p e r (1902–1995), einer der bekanntesten Philosophen und Wissenschaftstheoretiker der jüngeren Geschichte. Bekannt wurde sein Name weiten Kreisen der Öffentlichkeit dadurch, daß der frühere Bundeskanzler Helmut Schmidt sich des öfteren auf den Denker berief.

Oder denken wir an E r n s t J ü n g e r. Ein Menschenalter ist es erst her, daß sein berühmter und umstrittener Roman „In Stahlgewittern" (1920) erschien. Der Autor – eine Gestalt aus dem Literatur-Lexikon also? Mitnichten. 1895 geboren, streifte der greise Dichter noch hundert Jahre später durch seine Heimat und veröffentlichte Tagebücher, zu Lebzeiten allerdings ohne großes Aufsehen und bewußt zurückgezogen.

Und natürlich gilt das Gesagte auch für Frauen, die ein staunenswertes (Alters-) Werk hinterlassen haben. Als Beispiel sei hier auf A l e - x a n d r a D a v i d - N é e l, die „Königin des Himalaya" verwiesen. 1868 bei Paris geboren, machte sie sich später als Volkskundlerin und Asien-Kennerin international einen Namen und scheute auch nicht davor zurück, noch in vorgerücktem Lebensalter als Nonne verkleidet den Fuß in die verbotene Stadt Lhasa zu setzen. 1969, im 101. Lebensjahr, starb die (fast) ewige Weltenbummlerin, mitten in den Reisevorbereitungen für eine Mammut-Tour durch das nördliche Asien.

Natürlich: es lassen sich auch genug Beispiele finden, die unser Thema in anderem Licht erscheinen lassen könnten. Künstler und Denker waren oft genug nur flüchtige Gäste auf der Erde, und wen die Götter lieben, nehmen sie früh zu sich. N o v a l i s, ein Opfer der Schwindsucht, starb noch in den Zwanzigern. Ebenso erging es dem Märchendichter Wilhelm Hauff (1802–1827). Franz Schubert, erkrankt an Syphilis, wurde kaum älter. Meist fielen diese Frühvollendeten bestimmten Infektions-Leiden zum Opfer, die inzwischen glücklicherweise überwunden sind.

Die positiven Beispiele langlebiger Persönlichkeiten der Vergangenheit sollen denn auch nur das Potential aufzeigen, das im Menschen angelegt ist, die bislang viel zu wenig genutzten Möglichkeiten. Diesen Brunnen bis zum Grund auszuschöpfen, in den Genuß es vollen Lebens zu kommen und nicht vorzeitig, unausgereift, nach einer „fragmentarischen" Existenz abzutreten, darum geht es bei den Bemühungen um einen verantwortlichen Umgang mit unseren Kräften. So verstanden, zeigen die erwähnten Beispiele: Auch wenn wir 60 sind oder älter (und um wieviel mehr gilt dies in jüngeren Jahren!) – bei kluger, umsichtiger, bewußter Gestaltung unseres Alltags, liegt möglicherweise noch ein ganzes, und oft genug das eigentliche Leben vor uns.

Anhang

Porträt Dr. Walter Schultz-Friese

Dr. med. Walter Schultz-Friese wurde am 11. August 1908 in Mecklenburg als Nachkomme einer alteingesessenen und angesehenen Ärztefamilie geboren. Seine Studien führten ihn nach Rostock, Freiburg und schließlich nach Wien, wo er Bernhard Aschner hörte, den Erneuerer der ausleitenden Behandlungsverfahren (Humoraltherapie).

Nach dem Staatsexamen arbeitete Dr. Schultz-Friese fünf Jahre an verschiedenen Universitätskliniken (unter anderem als Assistenzarzt von Jores). 1938 ließ er sich als Landarzt nieder und baute gleichzeitig in Bad Kleinen das erste Naturheilsanatorium Norddeutschlands auf. Solche hoffnungsvollen Ansätze wurden dann jedoch durch die Kriegsereignisse zunichte gemacht.

Nach 1945 wirkte Dr. Schultz-Friese in der damaligen DDR (u.a. bildete er sich hier zum Facharzt für innere Medizin weiter) und machte sich vor allem in der Rheuma-Therapie einen Namen. So begründete er an der großen Medizinischen Klinik in Buch/Berlin-Niederschöneweide einen naturheilkundlichen Zweig, das „Institut für physikalisch-diätetische Therapie". Konflikte mit dem System veranlaßten ihn Anfang der 60er Jahre, mit seiner Familie in den Westen zu flüchten. Als Badearzt in Bad Salzuflen kam er in Kontakt mit Dr. Max-Otto Bruker und hatte in der Folgezeit Anteil am Wachsen der Idee der Vollwerternährung als dem Kern einer ursachenverpflichteten Krankheitsvorsorge.

Im Jahre 1965 siedelte Dr. Schultz-Friese nach Überlingen/Bodensee über, wo er sich bis zum heutigen Tag mit ungebrochener Schaffenskraft – nun schon hochbetagt! – mit großem Engagement und vertiefter Sachkenntnis besonders der biologischen Ganzheitstherapie des Krebses widmet.

Neben einer Reihe von Fachveröffentlichungen ist Dr. Schultz-Friese Autor des bekannten Ratgebers „Rezepte für eine krebsfeindliche Vollwertkost".

Literaturverzeichnis

1. Paul Honekamp: Die Heilung der Geisteskrankheiten durch Sanierung des endokrin-vegetativen Systems mit natürlichen Heilstoffen. Carl Marhold Verlagsbuchhandlung, Halle/Saale 1936.
2. Barry Reisberg: Hirnleistungsstörungen: Alzheimersche Krankheit und Demenz. Beltz Verlag, Weinheim und Basel 1986.
3. K.A. Jochheim: Zur Frage der Fehlernährungszustände mit zerebraler Symptomatik, In: Deutsche Medizinische Wochenschrift 74/1949, Seite 699 ff. Walter Schulte: Cerebrale Defektsymptome nach schwerer Hungerdystrophie, In: Der Nervenarzt, 24/1953, Seite 414 ff. (Dort auch jeweils weitere Literatur.)
4. Paul de Kruif: Wunder der Heilkunde. Orell Füssli Verlag, Zürich 1951.
5. Carl C. Pfeiffer: Nährstoff-Therapie bei Geisteskrankheiten. Haug Verlag, Heidelberg 1986.
   Anne Calatin (Hrsg.): Ernährung und Psyche. Erkenntnisse der Klinischen Ökologie und der Orthomolekularen Psychiatrie. Verlag C.F. Müller, Karlsruhe 1984.
6. G.F. Taylor: The Vitamins in the Elderly. Wright and Sons Ltd., Bristol 1968.
7. Hellmut Mehnert: Der Mensch ist so gesund wie sein Stoffwechsel. Piper Verlag, München 1986.
8. Die typischen Beschwerdebilder bei Demenz und Alzheimer-Krankheit werden zitiert nach Wilhelm Pappe/Adelbert Tennstedt: Studie über hirnatrophische Prozesse unter besonderer Berücksichtigung des Morbus Pick und des Morbus Alzheimer. Gustav Fischer Verlag, Jena 1969.
9. Hellmuth Haubold: Nachreifungsbehandlung bei Mongolismus. In: Ärztliche Forschung, 9/1955, Seite 1/ 21 ff. (Dort auch weitere Literatur.)
10. Rolf Wachsmuth: Das Leberproblem in der Psychiatrie. In: Ärztliche Forschung, 9/1955, Seite I/424 ff. (Dort auch weitere Literatur.)

11. C.J.M. van Tiggelen: Mikrosomale Leber-Enzym Induktion im Gehirn. In: Ortho-Molekular 3/1988, Seite 90 ff.

12. Werner E. Loeckle: Bewußte Ernährung, Novalis Verlag, Schaffhausen 1983 (6. Auflage).

13. M. Laznicka: Bierhefen in der Therapie der Leberzirrhose. In: Zeitschrift für innere Medizin 8/1957, Seite 366 ff.

14. Paavo Airola: Natürlich gesund. Ein praktisches Handbuch biologischer Heilmethoden. Papyrus Verlag, Hamburg 1984.

15. Alzheimers and Parkinsons Diseases. Strategies for Research and Development. (Advances in Behavioral Biology, Volume 29). Plenum Press, New York and London 1986.

16. Norbert Messing: Heilen mit Bierhefe. Die Wiederentdeckung einer alten Volksarznei. Verlag Ganzheitliche Gesundheit, Bad Schönborn 1998 (6. Auflage).
Norbert Messing: Lebensmittel als Arznei. Praktische Ernährungsmedizin bei Arteriosklerose, Diabetes und anderen Zivilisationskrankheiten. Verlag Ganzheitliche Gesundheit, Bad Schönborn 1999 (6. Auflage).

17. Siegfried Lehrl: Selber denken macht fit. Vless Verlag, Ebersberg 1994 (4. Auflage). Auch die erwähnten Übungsprogramme sind im Vless Verlag erschienen.

18. Johannes R. Holler: Power für die grauen Zellen. Integral Verlag 1997.

19. Christopher Vasey: Nährstoffmängel natürlich ergänzen. Midena Verlag, Küttigen/Schweiz 1996.

20. Jean Carper: Wundermedizin Nahrung. Econ Verlag, Düsseldorf 1997. Lothar Burgerstein: Burgersteins Handbuch Nährstoffe. Haug Verlag, Heidelberg 1997.

Nützliche Adressen

- Deutsche Alzheimer Gesellschaft,
  Kantstr. 152, 10623 Berlin,
  Telefon (0 30) 31 50 57-33, Fax 31 50 57-35,
  e-mail: deutsche.alzheimer.ges@t-online-de,
  www.deutsche-alzheimer.de.
  Für alle, die am Thema besonderen Anteil nehmen, sind die großen, für Forscher wie Laien gedachten Veranstaltungen der Gesellschaft sicherlich von besonderem Interesse (1999 beispielsweise fand der 2. Kongreß in Berlin statt).

- Geistig Fit – Gesellschaft für Gehirntraining e.V.,
  Postfach 1420, 85555 Ebersberg,
  Telefon (0 80 92) 86 49-30, Fax 86 49-50.

- Bundesverband für Gedächtnistraining e.V.,
  Friedensweg 3, 57462 Olpe-Dahl,
  Telefon (0 27 61) 82 65 55.

- Akademie für Gedächtnistraining nach Dr. F. Stengel,
  Vaihinger Landstr. 63, 70195 Stuttgart-Botnang,
  Telefon (07 11) 6 97 98 06.

JOURNAL für gesundes Leben

Verlag Ganzheitliche Gesundheit
Norbert Messing
Postfach 12 17
76 663 Bad Schönborn
Tel. (0 72 53) 37 18 / Fax 3 39 55
http://www.messing-vgg.de
E-Mail: info@messing-vgg.de

Liebe Leserin, lieber Leser!

Gesundheit ist möglich – und für jeden von uns machbar, mit einfachsten Mitteln direkt aus dem Heilgarten der Natur. Überzeugen Sie sich selbst: Unsere Rat-Geber sind • lebenspraktisch ausgerichtet und „zupackend", die Empfehlungen leicht und sofort • in Selbsthilfe eigeninitiativ zu verwirklichen. Zwischen geduldigen Worten und gesundmachender Tat klafft kein unüberwindlicher Abgrund, wie dies bei allzu theoretisch ausgerichteten Werken oft der Fall ist.

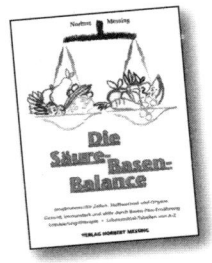

Entsäuerung = Verjüngung & Heilung
Die Säure-Basen-Balance

Macht • **Übersäuerung** krank? Wie lassen sich die entsprechenden Risiken sicher erkennen und meistern? Hier erfahren Sie von ganz überraschenden Möglichkeiten der • **Lebensverlängerung** durch Entsäuerung. Praktische Tipps zur effektiven Schutzkost in Form einer von jedem leicht zu praktizierenden • **Basen-Plus-Ernährung** schließen sich an. Umfassende Tabellen geben Auskunft zum Säure- und Basengehalt aller üblichen Lebensmittel, und zwar auf der Grundlage • **neuester Analysewerte!**

In der 3. Auflage ausführlich beschrieben: Warum praktisch alle chronischen Leiden heilbar sind. • **Azidose-Therapie konkret**: Entsäuerung nach Dr. med. Renate Collier.

3. Auflage
80 S., € 7,70 / ISBN 3-927124-22-2

„Wunderwaffe Vitamin C"
Das praktische Handbuch zum Vitamin C

Vitamin C ist eine ganz einzigartige „Superwaffe" der Natur im täglichen Ringen um unseren wertvollsten Besitz: die Gesundheit. Der Ratgeber zeigt Ihnen, wie Sie die geradezu wundersame Wirkung des Stoffes konkret und sofort für Ihr Wohlergehen nutzen und • **Ihr Immunsystem nachhaltig kräftigen** können (z. B. gegen Krebszellen, Bakterien oder Viren). Der Leser erfährt, wie er • **sich vor gefährlichen Schadstoffen zu schützen** vermag (z. B. Schwermetalle oder Chemikalien und Radioaktivität). Es wird darüber hinaus gezeigt, dass es möglich ist, • **jugendliche Frische auch im Alter zu bewahren** und seine geistige und körperliche Spannkraft und Flexibilität ohne Einbußen zu erhalten. • **„Wer meint, er weiß genug über Vitamin C – der irrt!"**

3. Auflage
80 S., € 7,70 / ISBN 3-927124-14-1

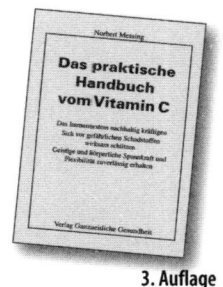

Großer Schritt in Richtung Gesundheit
Zellenergie durch Coenzym Q10

Kaum ein anderer Wirkstoff hat in den vergangenen Jahren soviel Furore gemacht wie das • **„Herzwunder Q10"**. Nach zwei Jahrzehnten intensiver Forschung verbindet man damit die allergrößten Hoffnungen. Prof. Karl Folkerts, einer der weltweit führenden Experten urteilt: • **„Q10 als Anti-Alterungsmittel könnte ein großer Schritt für die Menschheit sein!"**

In diesem neuen Ratgeber erfahren Sie alles Wissenswerte zum erst sehr spät entdeckten • **neuen Vitamin** Q10, einem Spurenstoff aus der Gruppe der Coenzyme. Es hat sich gezeigt, dass diese besondere Substanz für die Arbeit des Herzens unerlässlich ist und die Zellen mit jener Energie beliefert, die sie vor Funktionsverlusten und vorzeitigem Verschleiß schützt.

9. Auflage 2003, 32 Seiten
€ 4,35 / ISBN 3-927124-19-2

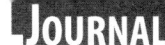

Sensationell einfach – sensationell gut
Zilgrei – Aktiv gegen den Schmerz!

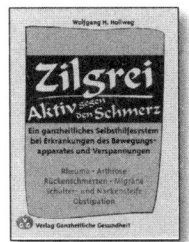

Zilgrei ist ein neuartiges, so einfaches wie wirkungsvolles Selbsthilfesystem bei Schmerzen aller Art (von Rheuma, Bandscheiben bis Migräne). Die Methode kombiniert bestimmte • **therapeutische**, dem Schmerz entgegengesetzte **Bewegungen** mit einer speziellen • **Tiefenatmung**. Beides zusammen verbessert u. a. die Sauerstoffversorgung der erkrankten Organe und erleichtert damit den • **Abtransport von Stoffwechselschlacken**. Gelenke und Gewebe können sich erholen, reinigen, regenerieren. • **Zilgrei hat sich in vielen Fällen bewährt, wo andere Maßnahmen versagten**. Das vorliegende Buch wird vom ZDF und der Stiftung Lesen ausdrücklich empfohlen!

3. Auflage

64 S., € 7,20 / ISBN 3-927124-12-5

Heilung des Körpers durch Sanierung seiner „Wurzel"
Das große Buch der Darmreinigung

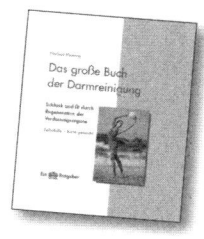

Der vorliegende neue Ratgeber bietet das • **komplette Programm zur Sanierung und Regeneration des Darmes**. Sie lernen darin • **alle bewährten Methoden** kennen (Ayurveda, Heilfasten, Mayr, Molkefasten, Colon-Cleaning nach Gray/Anderson, Heilerde-Anwendungen u. a.) und erfahren viele hilfreiche • **Heilkräuter-Rezepte** – und dies alles zur • **sofortigen Selbsthilfe**. Ein Buch mit 1000 Tipps, Anregungen, Bezugsquellen sowie zahlreichen wertvollen Hinweisen zur • **Überwindung schwerer chronischer Leiden** sowie zum • **Aufbau einer optimalen Darmflora in Eigenregie** durch besondere, selbst bereitete milchsaure Getränke. Ein weiteres Glanzlicht: Vorstellung von • **zahlreichen Bauch-Selbstmassagen** in Wort und Bild! Natürlich ausführlich behandelt: • **Colon-Hydro-Therapie**, Einlauf, salinische Wässer, Lein- und Flohsamen und Geheimtipps wie Kurkuma, Konjacmehl, Yucca und anderes mehr.

Neuerscheinung

150 S., € 14,50 / ISBN 3-920788-42-7

Eine segensreiche Symbiose
Die Darmflora

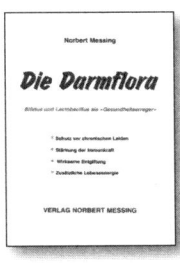

Der moderne Lebensstil schädigt vor allem unsere Verdauung und die ungemein wichtige • **Darmflora**. Hieraus resultieren verschiedene Gefahren (Rückvergiftung aus dem Darm, Krebs, Immunschwäche, Leberschädigung). Um diesen vorzubeugen, müssen wir die • **Milchsäurebildner** (Bifidus-Arten, Laktobazillen) des Darms durch unterstützende Maßnahmen fördern. Die symbiotischen Darmbakterien werden dadurch zu • „**Gesundheits-Erregern" und Schutzfaktoren ersten Ranges**. Hier lesen Sie, was wir dabei gesundheitlich gewinnen und wie wir das Wissen praktisch in die Tat umsetzen können. Neu und praktisch: Mit einem kleinen „Einkaufsführer" für besonders nützliche symbiosefreundliche Verdauungshilfen.

3. Auflage

32 S., € 4,35 / ISBN 3-927124-25-7

Unterschätzt, aber folgenreich:
Milchallergie!

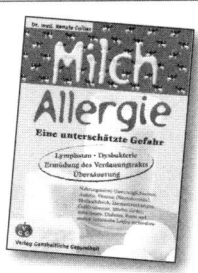

Milch macht viele Menschen krank. Ihr Verzehr fördert ganz früh schon das Auftreten von • **Kinderkrankheiten** und führt später dann u. a. zu • **Verdauungsstörungen**, • **Nahrungsmittel-Unverträglichkeiten**, • **Allergien**, • **Ekzem**, • **Neurodermitis**, • **Asthma**. Die • **Lymphe** wird zähflüssig und **staut sich**. Dadurch kann der Körper nicht mehr entgiftet und entsäuert werden. Warum dies so ist und was wir tun können, um Risiken zu vermeiden, erfahren Sie in dem neuen Ratgeber einer erfahrenen • **Naturheilärztin und Entsäuerungsspezialistin**.

64 S., € 7,20 / ISBN 3-927124-29-X

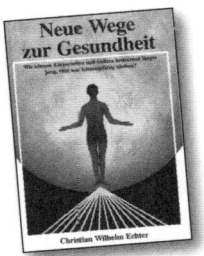

gebunden
196 S., € 13,50 / ISBN 3-927124-13-3

So bleiben Sie jung an Körper und Geist
Neue Wege zur Gesundheit

Das Buch behandelt zentrale Problemfelder des Organismus. Beispielsweise: Wie bremst man den • Alterungsprozess der Körperzellen? Der • präzise funktionierende Darm: ein solides Fundament, um länger jung, gesund und vital zu bleiben. Welche speziellen • Heilwirkungen haben die einzelnen • Gemüse, Obst-, Getreide- und (Wild-) Kräutersorten? Darüber hinaus enthält der Ratgeber zahlreiche Tipps bei Verdauungsstörungen und Kostumstellung, führt nützliche • natürliche Enzymquellen auf und beispielsweise auch 21 pikante und • symbiosefreundliche Rezepte zur Regeneration der lebenswichtigen Darmflora! Der Autor ist Leiter eines Gesundheitszentrums und bildet seit Jahren als Dozent Gesundheits- und Ernährungsberater aus.

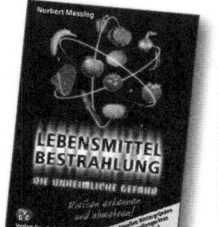

Standardwerk!
128 S., € 9,20 / ISBN 3-927124-32-X

Krank durch Strahlenkost?!
Lebensmittel-Bestrahlung

Radioaktiv bestrahlte Lebensmittel gibt es bei uns bereits in den Geschäften – mit stark steigender Tendenz. • Schadet solche „Strahlen-Kost" dem Konsumenten? Vieles spricht dafür. Hier erfahren Sie den Stand der unschönen Dinge und • wie Sie sich sofort und in Zukunft effektiv schützen können. Dies gilt auch im Hinblick auf • Mikrowellen (-Geräte) und • Gen-Food. Mit vielen Adressen und einer großen • Übersicht zu Bestrahlungsanlagen und den zahlreichen • bestrahlten Erzeugnissen (von Gewürzen, Gemüsen und Früchten bis Garnelen und Fleisch).

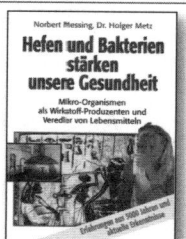

2. Auflage
150 S., € 11,80 / ISBN 3-927124-17-6

Von Probiotika und „heilenden Keimen"
Hefen und Bakterien stärken unsere Gesundheit!

Wussten Sie, dass viele chronische Leiden in einem abwehrstarken Körper keine Chance haben, und dass bestimmte Mikroorganismen für • „Immunität", Unverletzlichkeit sorgen können? Wussten Sie, dass Hefen bei Mykosen (Pilzerkrankungen) helfen? Wussten Sie, dass es bei den Lebensmitteln ein „probiotisches Prinzip" (= für das Leben statt „Antibiotika" = gegen das Leben) gibt? Innerhalb einer solchen hochwirksamen Schutzkost gegen Herzinfarkt, Krebs, Allergien u. a. spielen • fermentierte Lebensmittel (Milchsäurebakterien, Hefen) eine besondere Rolle. Alles Wissenswerte dazu – praktisch ausgerichtet und allgemeinverständlich geschrieben – erfährt der Leser im vorliegenden Ratgeber.

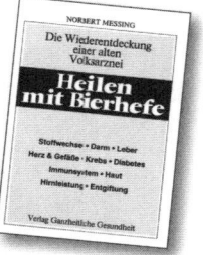

6. Auflage
100 S., € 9,20 / ISBN 3-927124-01-X

Die Wiederentdeckung einer alten Volksarznei
Heilen mit Bierhefe

Bierhefe erweist sich als • Gesundheitsförderer der Extraklasse und gilt als „größte Entdeckung der Ernährungsforschung" – als der • „Wirkstoffmulti" der Natur schlechthin (Vitamine, Enzyme, Spurenelemente, Cholin, Glutathion u. a.). Die Erfahrungen der Medizin sind beeindruckend – ob es nun um • Lebererkrankungen, Diabetes, Herz-Kreislaufleiden, Störungen der • Geistestätigkeit oder den • Schutz vor Umweltgiften geht. Bierhefe zeigt sich als hilfreich bei • chronischen Verdauungsbeschwerden, • Hauterkrankungen, • Hämorrhoiden, und Forschungen deuten sogar auf ausgeprägte • krebsfeindliche Wirkungen hin.

Das Buch erklärt anschaulich und allgemeinverständlich, • wie man die Vorzüge des bemerkenswerten Einzellers optimal und ohne großen Aufwand in der täglichen Ernährungspraxis nutzen kann!

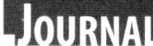

Krebs – Was tun? Wie helfen?
Sanfte Krebs-Behandlung konkret!

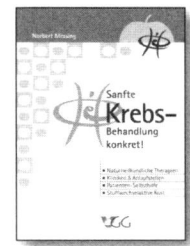

In diesem Ratgeber finden Sie, ausführlich beschrieben, die • besten Kliniken für biologische Krebs-therapie, jeweils mit • Indikationen, biologischem Therapieprogramm sowie den angebotenen Gesundheits-Kostformen (Vollwertkost; Öko-Kost; vegetarische Ernährung). In den meisten aufgeführten Häusern kann man sich überdies • „auf Krankenschein" stationär behandeln lassen. Mit vielen zusätzlichen • Selbsthilfe-Tipps und Anlaufstellen für Betroffene und hilfreichen Erläuterungen zu den • wirkungs-vollsten biologischen Heilweisen sowie der besonders wirksamen aber ansonsten leider kaum bekannten • „Stoffwechselaktiven Ernährung" nach Prof. Ries.

Neuauflage
44 S., € 5,20 / ISBN 3-927124-05-2

Großer Gewinn durch kleinen Verzicht
Fit durch Fasten!

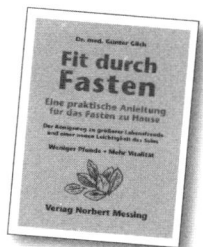

Die aktuelle Neuerscheinung vermittelt alles, was Sie wissen müssen, um eine Fastenkur in Eigenregie erfolgreich und ohne Risiko durchführen zu können. Wichtige Fragen werden vorab geklärt: • Für wen ist Fasten geeignet? Bei welchen Krankheiten? Schritt für Schritt erfährt der Leser, wie er vorzugehen und was er zu besorgen hat. Ausführlich wird das bislang vernachlässigte Kapitel • „Fasten und Entsäuerung" behandelt, ebenso die • äußere und innere Reinigung und schließlich auch das richtige Fastenbrechen. Bewährte • Rezepte, Hinweise auf nützliche • Heilkräuter sowie die besten • Fastengetränke und anderes mehr runden den Ratgeber ab. Der Autor ist ein erfahrender Arzt und Fastenleiter.

1. Auflage
48 S., € 5,20 / ISBN 3-927124-31-1

Nur aus reinen Brunnen schöpfen wir Kraft
Das kleine Handbuch vom gesunden Wasser

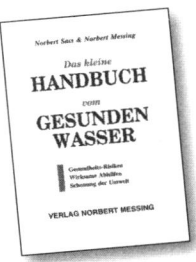

Wasser ist das „Beste aller Dinge" für unsere Gesundheit – doch sind seine Quellen heute oft durch Schadstoffe (Chlor, Nitrat) getrübt. Der neue Ratgeber bietet hier eine Bestandsaufnahme und zeigt beispielsweise, wie • krebserzeugende Nitrosamine und • krankmachende Schwermetalle vermieden werden können. • Mineral- und Heilwässer sowie verschiedene • Filter-Reinigungssysteme stehen auf dem Prüfstand. • Tipps zum Wassersparen und ein • umfangreicher Adress-Service zum sogenannten • belebten Wasser nach Schauberger, Grander u. a. runden das Handbuch ab.

1. Auflage
40 S., € 5,20 / ISBN 3-927124-28-1

Mit Rohkost ursächlich und ursprünglich heilen!
Die Gänseblümchen-Therapie

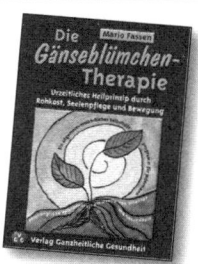

Die Gänseblümchen-Therapie bietet ein • Selbsthilfe-Programm zur eigenverantwortlichen Erneuerung unserer meist angeschlagenen Gesundheit. Mittel dazu sind die • unverfälschten, reinen Gaben der Natur, also Früchte, grüne Blätter, Wild-, Gewürz- und Heilpflanzen, Nüsse... Nur sie bewahren unsere Lebenskräfte oder stellen diese wieder her. Der Leser erhält exakte Anleitungen zu allen praktischen Fragen der Rohkost sowie • Anregungen für ein rundum „natürliches und gesundes" Leben (Urbewegung; geistige Gesetze für Zufriedenheit und Ausgeglichenheit u.a.). Die Gänseblümchen-Therapie repräsentiert das • eigentliche Heilungsprinzip der Natur. Wenn wir dem Körper nämlich Raum geben, seine Selbsthei-lungskräfte zu entfalten, tun sich auch in scheinbar hoffnungslosen Fällen ganz real neue Perspektiven auf.

96 S., € 8,50 / ISBN 3-927124-38-9

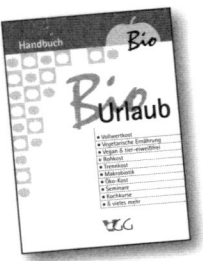

Gesunde Ernährung auf Reisen
Handbuch Bio-Urlaub

In diesem neuen Ratgeber finden Sie gute Adressen für • **Urlaub mit Vollwertkost, Rohkost oder Makrobiotik, vegetarischer Ernährung (auch vegan), Trennkost, Bruker-, Waerland- und Schnitzerkost.** Eigene Kapitel informieren Sie über die Möglichkeiten, im Urlaub • **Gesundheits-Seminare** oder • **Vollwert-Koch- & Backkurse** zu besuchen. Außerdem finden sich darin Hinweise zu • **allergikerfreundlichen Unterkünften** und eine umfassende Aufstellung von • **Spezial-Reiseveranstaltern** für bewusstes Reisen.

1. Auflage 2003
68 S., € 6,50 / Großer Adressenteil!

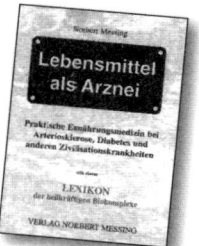

Ein Erfolgstitel in stark erweiterter Neuauflage!
Lebensmittel als Arznei

Vielfältige Studien und neueste Erkenntnisse der medizinischen Ernährungsforschung lassen daran keinen Zweifel: Es gibt inzwischen überwältigende Beweise dafür, dass • **Herzinfarkt** und • **Arteriosklerose**, vielfältige • **Krebserkrankungen**, • **Diabetes** und andere Stoffwechselleiden sowie die sogenannten • **Alterserscheinungen** durch hochwertige natürliche Nahrungssubstanzen vermeidbar, beeinflussbar, ja in vielen Fällen heilbar sind! Als Heilmittel erweisen sich in diesem Falle ganzheitliche • **„Lebensmittel-Integrale"**. Eine praxisorientierte Anleitung, um diese zu nutzen, gibt das soeben neu erschienene Buch mit einem ausführlichen • **„ABC der heilkräftigen Lebensmittel"**!

140 S., € 9,60 / ISBN 3-927124-00-1

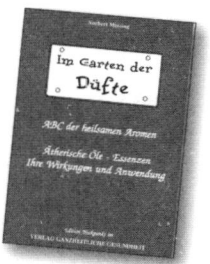

ABC der Aromen und Heil-Essenzen
Im Garten der Düfte

In diesem übersichtlichen Werk erfahren Sie alles über die Möglichkeiten • **heilsam-balsamischer Duftöle** für alle Lebenslagen, für kranke und gesunde Tage, Körper und Seele.
Aus dem Inhalt: Was sind „ätherische Öle" oder „Essenzen"? Hauptwirkungsweise der Duftöle, Duftöle in der Anwendung (Inhalation, Massage, Einnahme, Duftlampe), • **Therapie mit Aromen**, großes • **Lexikon der Duftöle** (von Anis bis Zypresse).

80 S., € 7,70 / ISBN 3-927124-20-6

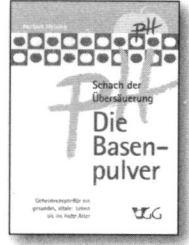

Geheimrezepturen für „ewige Jugend"
Die Basenpulver

Sie gelten bei Insidern als echte Geheimtipps und „Wundermittel": Spezielle • **Pulver aus basischen Mineralstoffen**, die im Körper schädliche Säuren binden. Denn angehäufte Stoffwechsel-Schlacken blockieren nicht nur die Zellversorgung und lassen uns • **vorzeitig altern.** Sie bereiten auch den Boden für Krankheiten aller Art, angefangen bei • **Krebs, Rheuma, Diabetes** bis zu • **Herzinfarkt und Schlaganfall** sowie vielfältigen • **Unverträglichkeits-Erscheinungen oder Depressionen.** In unserer Neuerscheinung erhalten Sie erstmals eine • **Übersicht zu den momentan verfügbaren „Elixieren für Jugend und Vitalität".** Außerdem können Sie ganz konkret und praktisch • **Rezepte zum Selbermischen** entsprechender Pulver nachlesen. Ausführliche Hinweise zum Säure-Basen-Haushalt und den • **Möglichkeiten der Entsäuerung durch eine geeignete Ernährung** runden den Ratgeber ab.

1. Auflage 2003
64 S., € 7,20 / ISBN 3-927124-41-9

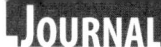

Informieren Sie sich! Wehren Sie sich!
Krankmacher JOD

Seit 1989 sind wir Versuchskaninchen in einem sehr riskanten Experiment: Die • **Kochsalzjodierung bringt schwere Gesundheitsrisiken** mit sich und • **macht erwiesenermaßen krank**. Verbraucherschutz existiert auf diesem Sektor nicht mehr:

Kritische Stimmen werden im Keim erstickt, • **„König Kunde" wird systematisch getäuscht**. Denn Jod-Zusätze sind seither • **selbst dann in vielen Produkten drin, wenn davon nichts auf der Packung steht**. Lesen Sie mehr über diesen • **verdrängten Lebensmittel-Skandal**, damit Sie nicht Opfer einer leichtfertigen, unüberlegten Kampagne werden! In unserer Neuerscheinung erfahren Sie ganz konkret, wie Sie die Gefahren erkennen und mindern und wo Sie kompetenten Rat finden.

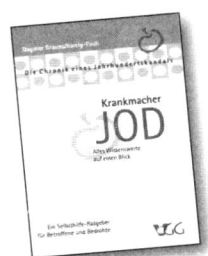

1. Auflage 2002, 64 Seiten

64 S., € 7,50 / ISBN 3-927124-40-0

„Revolution in der Naturheilkunde!"
Gesund und fit durch Ölsaugen

Die Ölziehkur kann bei ganz unterschiedlichen Krankheiten oft erstaunlich schnell helfen: Im Falle von Allergien und Augenleiden ebenso wie bei Kopfschmerzen/Migräne, Infektanfälligkeit, Rheuma (Arthritis, Arthrose) oder Zahnfleischerkrankungen sowie zahlreichen weiteren Leiden. Kaum eine andere Naturheilmethode • **entgiftet den Körper** so gründlich wie die Kur mit Sonnenblumenöl. Außerdem schützt sie sehr wirksam vor gefürchteten chronischen Leiden (Herz-Kreislauf, Stoffwechsel, Krebs u. a.).

In der Neuerscheinung erfahren Sie alles, was Sie für die erfolgreiche Anwendung brauchen. Mit aktuellen • **neuen Erkenntnissen** zu den Wirkungsweisen, einem • **Praxis-ABC der besten therapeutischen Öle**, Techniken wie der • **Ayurveda-Mundspülung** oder • **Aromatherapie**. Der Leser findet ausführliche Hinweise zur Behandlung einzelner Leiden, einschließlich spezieller Ölziehkuren zur zusätzlichen Intensivierung der Entschlackung und Entgiftung.

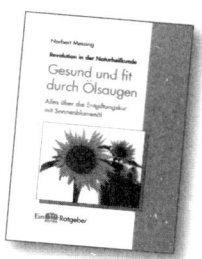

Neuerscheinung

78 S., € 11,50 / ISBN 3-920788-44-3

Gehirnnahrung & Fitness für die grauen Zellen
Geistig jungbleiben bis ins hohe Alter

Ein bekannter Ganzheitsmediziner offenbart hier das Geheimnis • **anhaltender geistiger Jugend** und zeigt, wie • **Gedächtnis, Konzentration** und **Intelligenz** dauerhaft erhalten oder gestärkt werden können.

Als wahre Lebenselixiere für das Nervensystem erweisen sich dabei • **natürliche Wirkstoffkomplexe**, die auch das wirksamste Mittel darstellen, um schweren Formen von Hirnleistungsstörungen vorzubeugen (Demenz, Alzheimer Krankheit). Bemerkenswerte, geradezu beispielhafte klinische Versuche, die mit solchen „Geheimrezepten" bereits vor Jahrzehnten unternommen wurden, haben hierzu erstauliche – zwischenzeitlich leider vergessene – Erfolge erbracht. Mit Hinweisen zu geeigneten Methoden des „Hirn-Joggings" und einem • **„Lexikon der gehirnaktiven Bio-Substanzen und Lebensmittel"**.

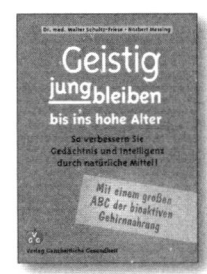

128 S., € 9,20 / ISBN 3-927124-06-0

Den Körper entsäuern & entgiften
Die Acidose-Selbstmassage

Die Entsäuerung, Entgiftung, • **Entschlackung des Säftesystems** unseres Körpers weist einen naturgemäßen, ursächlichen Weg zur Gesundung, Vitalisierung und zu höheren Stufen des Wohlbefindens. Ein wertvolles und neuartiges Hilfsmittel zur „Klärung der Körpersäfte" stellt die • **Acidose-Selbstmassage** dar. Der Ratgeber enthält ein • **vollständiges Programm** an erprobten und bewährten Übungen – alles anschaulich mit Abbildungen präsentiert und für die sofortige Umsetzung in die Lebenspraxis bestens geeignet. Eigene Kapitel erläutern die Gründzüge und • **Bedeutung des Säure-Basen-Haushaltes** und eines • **intakten Lymphsystems** für unser persönliches Gesundheitsschicksal. Denn eine wirkungsvolle Entgiftung verhindert zuverlässig chronische Leiden und vorzeitiges Altern.

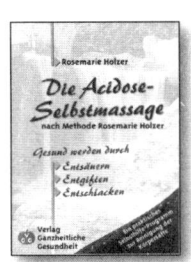

2. Auflage 2003

56 S., € 9,20 / ISBN 3-927124-36-2

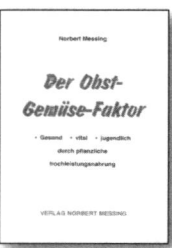

Motto fürs neue Jahrtausend: „Fit mit Früchten!"
Der Obst-Gemüse-Faktor

Die Medizin ist dem Geheimnis jener Stoffe auf der Spur, die • **Gesundheit erzeugen** und dadurch • **wirksamer als alle Arzneien** vor Herzinfarkt, Krebs, Stoffwechselstörungen, Rheuma, (Nahrungsmittel-) Allergien, Leistungsverlust im Alter schützen. Die Stoffe haben viele Namen (z. B. Flavonoide, Steroide), ihre Quelle ist jedoch leicht zu benennen: vornehmlich besondere Früchte aus Feld und Flur. Wie Sie diesen lebensrettenden • **Obst-Gemüse-Faktor** am besten für Ihr persönliches lebenslanges Fitnessprogramm nutzen können, erfahren Sie kompakt und gut lesbar in diesem kleinen Erfolgstitel.

3. Auflage
32 S., € 4,35 / ISBN 3-927124-24-9

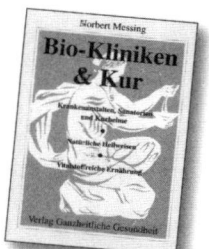

Das Standardwerk in neuer, aktualisierter Auflage
Bio-Kliniken & Kur

Vorstellung von mehr als • **700 Krankenhäusern, Ganzheitskliniken, Kurheimen, Hotels und Pensionen** mit Naturheilweisen und alternativen Kostformen, ob nun Vollwertkost, Trennkost oder vegetarische Ernährung aus Bio-Anbau. Jeweils mit • **Heilanzeigen** (Herz-Kreislauf, Bewegungsapparat, Allergien, Stoffwechsel usw.). • **Lexikon naturmedizinischer Fachbegriffe**. • **Wer trägt die Kosten** für stationäre Behandlungen? Mit Hinweisen auf besondere, • **ungewöhnliche Therapieformen** (Gerson-Diät, Breuß, Rohkost-Heilfasten und vieles andere mehr). Ausführliche Tipps für den • **Gesundheits-„Kurlaub"** unter anderem mit Seminaren (von gesunder Vollwertküchenpraxis bis Reiki, Yoga, Ayurveda u. ä.).

4. stark erweiterte Auflage
240 S., € 12,30 / ISBN 3-927124-03-6

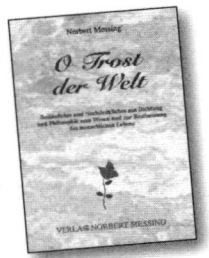

Nahrung für die Seele
O Trost der Welt

Ein ermunterndes, ermutigendes Geschenk für sich und nahestehende Menschen. Das kleine Buch gibt • **wertvolle Gedanken** aus Dichtung und praktischer Philosophie zu den wirklich bedeutenden Fragen unserer Existenz weiter. Sie verleihen • **seelische Kraft und Stärke**, helfen dabei, seine Tage gelassener, freudvoller zu verbringen und zur • **wahren Lebenskunst** zu finden. Die behandelten Themen sind zeitlos: Liebe, Heimat, Natur, Glück, Gesundheit, Achtsamkeit, Beruf(ung), menschliche Bestimmung, Suchen und Glauben...

Den kleinen Ratgeber durchs gelegentlich verschlungene (Gefühls-) Labyrinth des Lebens gibt es zum • **„Geschenk-Staffelpreis"**: Grundpreis € 5,20. Bei Abnahme von 2-4 Expl. à € 4,10. Ab 5 Expl. à € 3,60. Bei Bestellung von 10 Expl. kostet ein Buch nur € 3,10.

Beachten Sie die Staffelpreise!
56 S., € 5,20 / ISBN 3-927124-21-4

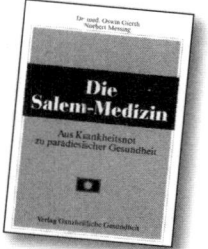

Die Salem-Medizin

Das Ganzheitskonzept der Salem-Medizin hat sich • **seit Jahrzehnten in der Praxis bewährt** und zahlreichen Menschen auch in scheinbar ausweglosen Situationen • **Heilung und neuen Lebenssinn** geschenkt. Die Salem-Medizin verbindet • **traditionelle Volksmedizin** mit • **neuesten Erkenntnissen der Immunologie** und weist damit einen sanften Weg „aus Krankheitsnot zu paradiesischer Gesundheit".

64 S., € 7,70 / ISBN 3-927124-07-9

„Erkenne das Antlitz und hilf dem Körper!"
Sprechende Gesichter

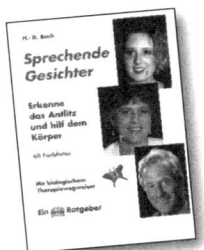

Als Standardwerk, das immer zur Hand sein sollte, hat man das Buch nach Erscheinen bezeichnet und gefeiert. Die • **Antlitzmethode** erleichtert es jedermann, Einblicke in Veranlagungen, Seelenleben des Gegenübers (auch in Gestalt des Spiegelbildes) zu gewinnen. Sie ermöglicht es uns vor allem, • **Krankheiten auf einen Blick zu erkennen**. Viele Farbfotos schulen den Leser und Betrachter sehr anschaulich und lebensnah in dieser Fertigkeit. An die daraus resultierenden Diagnosen schließen sich aber auch noch • **konkrete biologische Therapie-Empfehlungen** eines namhaften Naturheilkundlers an.

gebunden
221 S., € 22,50 / mit vielen Farbfotos

Fitness und Verjüngung für Millionen
Der 1-Minuten Körper-Check

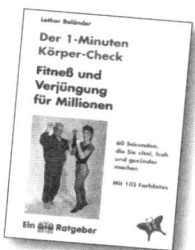

Fernsehsender holten den Autor vor die Kamera, und eine große deutsche Tageszeitung schrieb: „Sportärzte sind begeistert vom • **1-Minuten Körper-Check**, den der 65jährige Lothar Boländer entwickelt hat. Sein Programm ist so gut, dass es jetzt als Buch erschienen ist". Mit 48 Jahren hoffnungslos erkrankt, beschloss er, ein neues Leben zu beginnen und verordnete sich den • **1-Minuten Körper-Check**, den er selbst entwickelte. Eine • **Verjüngungskur**, die ihn bald topfit und sogar zum Drachenflieger machte! Das Buch enthält • **103 farbige Abbildungen** und ein • **großes Übungsposter**.

Neuauflage
80 S., € 10,20 / mit gr. Übungsposter

Reinigung bis in die letzte Zelle
Die Praxis der Entschlackung

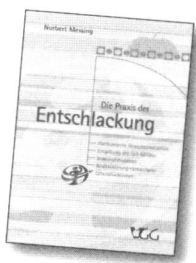

Das grundlegende Buch behandelt ganz zentrale Fragen: • **Wie reinigen wir das Zellgewebe** des Organismus und erlauben einen ungestörten Nähr- und Wirkstofftransport? Wie schaffen wir aktiv jene Voraussetzungen, die es unserem • **Immunsystem** erlauben, seine vielfältigen Schutzfunktionen schlagkräftig zu entfalten?

Hier nur einige Stichworte aus dem Inhalt: Die wichtigsten Entschlackungskuren. • **Säfte, Kräuter, Wildpflanzen**. Heilkräuter und ihre reinigenden Wirkungen. • **Säure-Basen-Haushalt**. Die Bedeutung des • **Chlorophylls**. Säfte-Cocktails für alle Lebens- und Problemlagen. • **Tagesprogramme für Entschlackungskuren**...

3. Auflage 2004
80 S., € 7,70 / ISBN 3-927124-18-4

Liebe Leserin, lieber Leser!

Gesundheit ist möglich – und für jeden von uns machbar, mit einfachsten Mitteln direkt aus dem Heilgarten der Natur. Überzeugen Sie sich selbst:

Unsere Rat-Geber sind • **lebenspraktisch ausgerichtet** und „zupackend", die Empfehlungen leicht und sofort • **in Selbsthilfe eigeninitiativ zu verwirklichen**. Zwischen geduldigen Worten und gesundmachender Tat klafft kein unüberwindlicher Abgrund, wie dies bei allzu theoretisch ausgerichteten Werken oft der Fall ist.

Verlag Ganzheitliche Gesundheit – Norbert Messing
Postfach 1217 · 76663 Bad Schönborn · Telefon (07253) 37 18 · Fax (07253) 3 39 55
http://www.messing-vgg.de · E-Mail: info@messing-vgg.de

Neu! Unsere aktuellen Übersichtslisten

Ansprechpartner & Bezugsquellen für Gesundes

Zusätzlich zu unseren Buchveröffentlichungen stellen wir zu „heißen Themen" des Gesundheitsmarktes ständig aktuelle Übersichtslisten mit Hinweisen auf Bezugsquellen und Anlaufstellen zusammen. Diese können Sie bei uns gegen Rückporto anfordern. Solche praktischen kleinen Ratgeber werden ständig aktualisiert und durch neue Themen ergänzt. Verfügbar sind momentan u.a. folgende Aufstellungen:

Hunza-Bezugsquellen

Die Hunzakuts sind/waren ein legendäres Volk der Himalajaregion und wegen ihrer geradezu phänomenalen Gesundheit und Langlebigkeit weltberühmt. Worin bestand ihr Geheimnis? Es lässt sich zu wesentlichen Teilen aus dem ursprünglichen Speisezettel (der sich vom heutigen sehr unterscheidet) der unverwüstlichen Bergbewohner herauslesen. Wertvolle Komponenten daraus -und ihre Bezugsquellen- haben wir in dieser Übersicht zusammengetragen. Sie finden darin gute Adressen für ursprüngliche, originäre Naturkost: Von Trockenfrüchten oder Essener-Brot, seltenen Kräutern und Duftpflanzen, Wildpflanzen, naturbelassenen Ölen bis Aprikosenkernen und besonderen Nahrungsergänzungsmitteln. 4 Seiten A 4. Erhältlich gegen Voreinsendung von € 1,44 in Briefmarken.

Natürliche Vitamin-C-Quellen

Vitamin C ist mehr als nur ein Vitamin unter vielen anderen - es repräsentiert ein eigenes Lebensprinzip und entfaltet eine Vielzahl von Gesundheitswirkungen. Unsere Übersicht enthält eine großen Tabelle der ergiebigsten natürlichen Spender des Schlüsselvitamins sowie eine Liste der besten Anbieter und Versender von Präparaten mit natürlichem Vitamin C (Acerolapulver und Acerola-Frischpflanzensaft, Camu-Camu, Hagebutten, Sanddorn, Amla = Amalaki). 8 Seiten A 4. Erhältlich gegen € 1,65 in Briefmarken.

Ratgeber: Fasten & Entschlacken

Die permanente oder kurmäßige Reinigung unseres Körpers bis in die letzte Zelle ist ein Schlüssel für lebenslange Gesundheit und Jugendlichkeit. Dazu wurden in den vergangenen Jahren und Jahrhunderten vielfältige Strategien und Kurkonzepte entwickelt. In dieser Liste finden Sie die besten Anbieter und Veranstalter von * Entgiftungs- und Entschlackungstherapien (Mayr, Schroth, Ayurveda) sowie * Fastenkuren - ob nun zur Vorsorge, zur Behandlung oder Gewichtsreduktion. Zahlreiche Gelegenheiten vom „Fasten für Gesunde" vor Ort, Fastenwandern bis zu Aufenthalten in Pensionen, Gesundheitszentren, Kliniken und Krankenhäusern sind aufgeführt. Mit Glanzlichtern wie dem neuen „Früchtefasten" und Spezialdiäten wie Breuß-Kuren, der Makrobiotischen Reiskur und vielen anderen bewährten Methoden. 10 Seiten A 4. Erhältlich gegen € 2,20 in Briefmarken.

Gesund mit Müsli

Mit vielen heilsamen Spezial-Rezepten, angefangen bei Bircher-Benner, Kollath, Waerland, Budwig, Bruker, Schnitzer... Medizinisch hochwirksame Köstlichkeiten für einen klaren Kopf, Verdauung, Herz, Immunsystem... Die richtigen Müslis können auch Ihr Leben verändern und viele Leiden abwenden. 8 Seiten A 4. Erhältlich gegen € 2,20 in Briefmarken.

Sicher haben Sie von Lapacho-Tee, vielleicht auch von Jatuba, Catuaba, Rooibos, Honigbusch oder Papaya-Tee gehört, vielleicht außerdem von Griechischem Bergtee oder Yogi-Tees? Auch Mate-Tee weist, wie man inzwischen weiß, wertvolle therapeutische Eigenschaften auf. Und bei den heilsamen Grüntees gibt es unendlich viele gesundheitlich hochinteressante Sorten (z.B. Pu-Erh-Tee), manche davon enthalten viel, andere fast gar kein Koffein. Was ist davon zu halten? Vor allem: wo bekommt man qualitativ hochwertige Ware zu akzeptablen Preisen? Unsere Heiltee-Bezugsquellen-Liste ist hier ein alternatives kleines Branchenbuch. 4 Seiten A 4. Erhältlich gegen € 1,44 in Briefmarken.

Wegweiser Exotische Heiltees

Sie könnten vielen Hektikern und Stressgeplagten buchstäblich das Leben retten: bestimmte meditaiv-autosuggestive Methoden und Haltungs- und Bewegungstherapien. Manche davon wirken sogar lebensverlängernd (so z.B. Qigong). Unser Wegweiser führt zahlreiche Ansprechpartner und Info-Quellen für solche heilsame Verfahren auf, von Alexandertechnik, Atemtherapie, Autogenem Training, Autosuggestion, Feldenkrais über Phantasiereisen, Meditation und Progressiver Muskelrelaxation, bis zu Qigong, Reiki, Tai Chi Chuan, Akupressur, Shiatsu, Fußreflexzonenmassage, Yoga oder Zilgrei. Ca. 6 Seiten A 4. Erhältlich gegen € 1,65 in Briefmarken.

Wegweiser Entspannungs-Methoden

Es gibt Methoden der mechanischen Wasseraufbereitung (von Tischgeräten, Aktivkohle-Filtern bis zur Umkehrosmose oder Dampfdestillation). Was kann man sich davon versprechen, und wer bietet entsprechende Geräte an? Eine andere Qualitätsfrage betrifft die innere Struktur des Wassers: kann man es (wieder) „beleben" oder „energetisieren", so dass das Nass wieder zum ursprünglichen Lebens-Mittel wird, wie es früher Schauberger versprach und Grander heute beansprucht? Auch hierfür haben wir einen alternativen Branchenführer mit Adressen aller wichtigen Anbieter auf diesem Sektor zusammengestellt. Ca. 3 Seiten A 4. Erhältlich gegen € 1,44 in Briefmarken.

Spezial-Info: Welches Wasser ist das richtige?

Alle aufgeführten Info-Übersichten erhalten Sie gegen Rechnung/ Rückporto beim Verlag Norbert Messing, Adresse siehe rechts.

Aktuelle Hinweise zu unseren Neuerscheinungen, Adressen von Seminarveranstaltern, Therapeuten, Kliniken, die z.B. Entsäuerungskuren u.ä. anbieten finden Sie im Internet auf den Seiten von: www.messing-vgg.de ; www.azidose-info.de ; www.acidose.de

Verlag Norbert Messing Postfach 1217 76663 Bad Schönborn Telefon 07253/3718 Fax 07253/33955 E-Mail: info@messing-vgg.de Internet: messing-vgg.de